기적의 복숭아 엉덩이 스트레칭

1 pun Oshirikin wo Nobasudake de Gekiteki Petabara!
© Naoko
First published in Japan 2020 by Gakken Plus Co., Ltd., Tokyo
Korean translation rights arranged with Gakken Plus Co., Ltd.
through BC Agency

이 책의 한국어판 저작권은 BC에이전시를 통해
저작권자와 독점계약을 맺은 쌤앤파커스(Sam&Parkers)에 있습니다.
저작권법에 의해 한국 내에서 보호를 받는 저작물이므로 무단전재와 복제를 금합니다.

기적의 복숭아 엉덩이 스트레칭

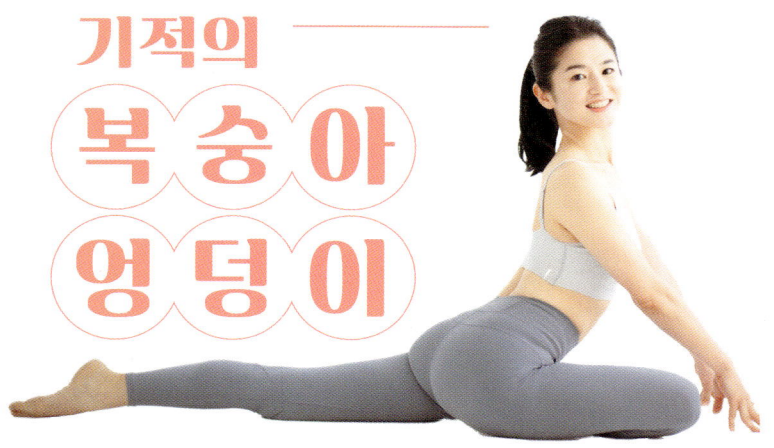

하루 60초,
라인과 건강을 한 번에 잡는
힙&코어 공략법

나오코 지음 · 전지혜 옮김

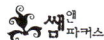

일러두기
이 책은 일반적인 건강 정보를 담은 책입니다. 특정 질환이나 증상이 있으신 분은
전문의와 상담 후 진행해주시기를 바랍니다.

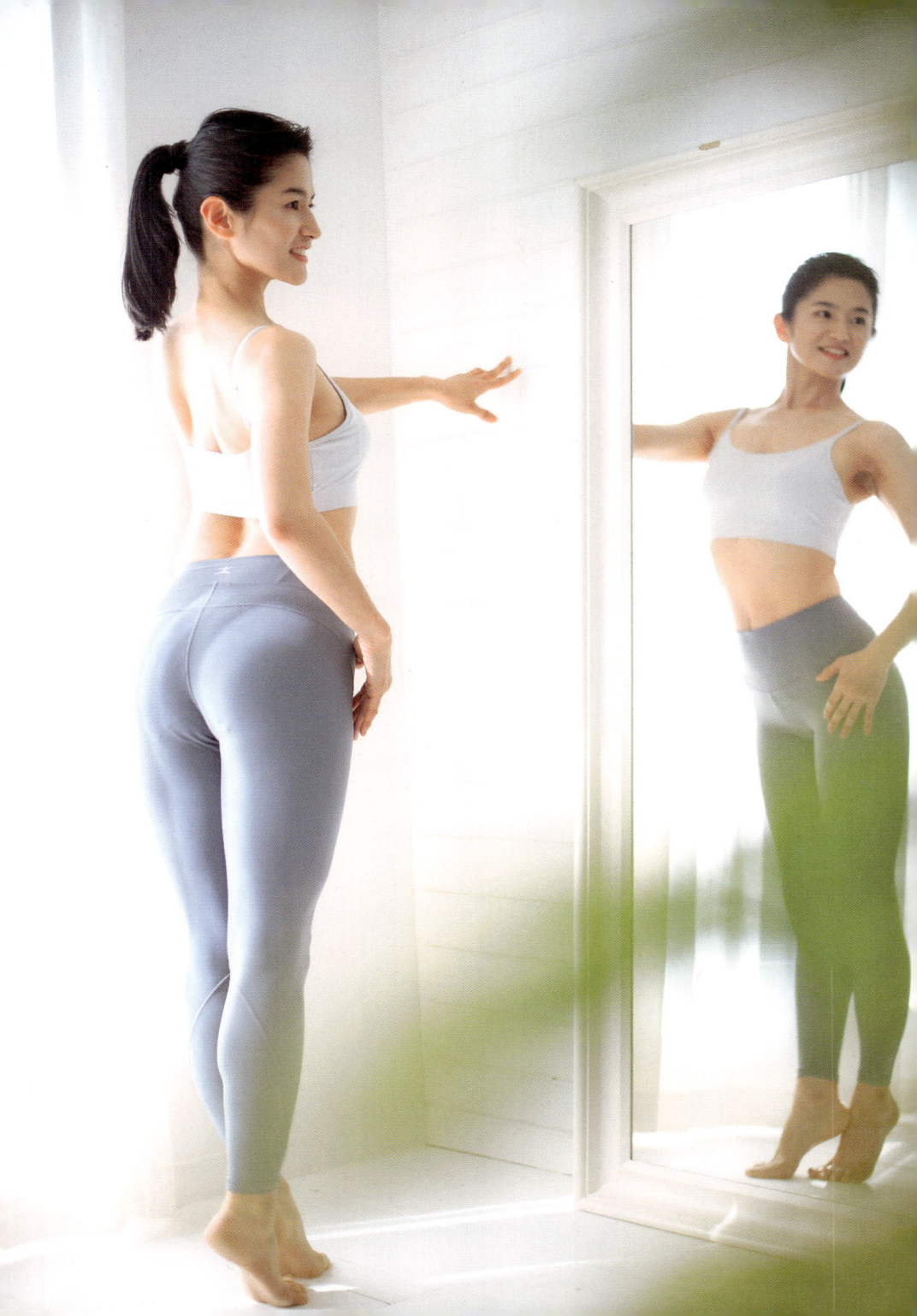

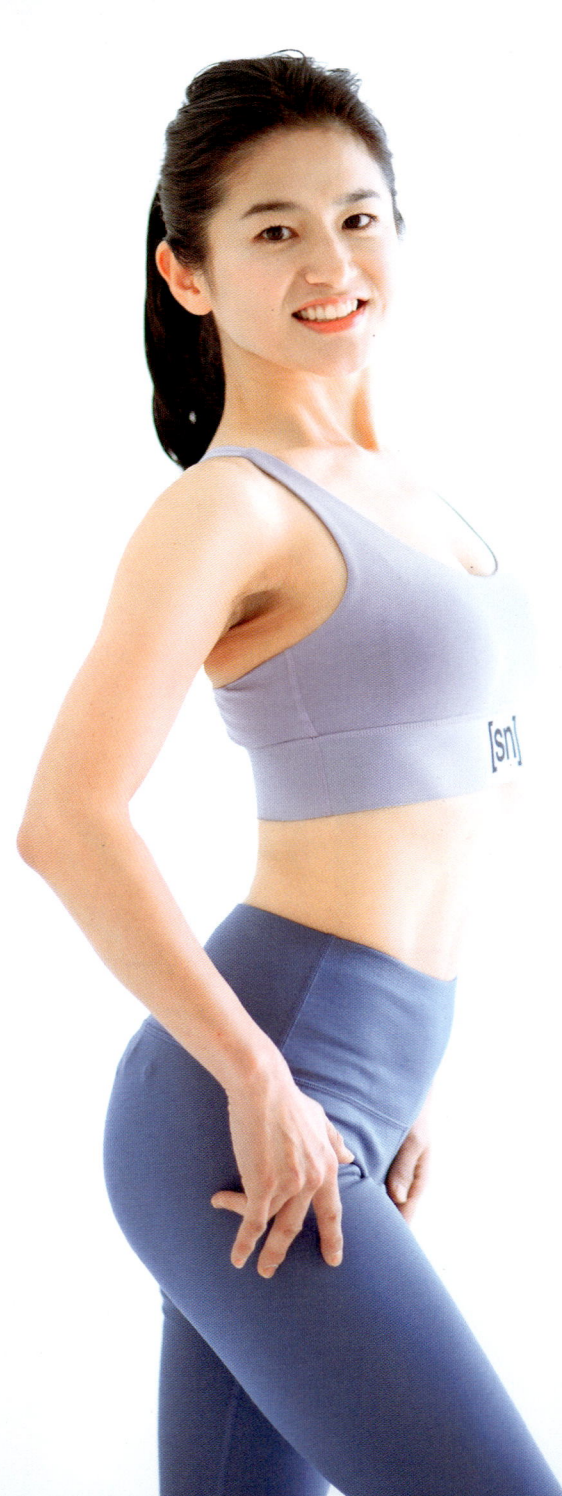

\ 현재 42세, 세 아이의 엄마 /
슬림한 S라인

Body Data
키: 164cm
체중: 50kg
체지방률: 19%
가슴둘레: 88cm
허리둘레: 62cm
엉덩이둘레: 90cm

prologue
아는 사람들만 아는 엉덩이 근육의 비밀

뱃살 감량에는 복근 운동, 허벅지살 감량에는 스쿼트. 하지만 이제 이런 운동 방식은 시대에 뒤처진 상식이다. 몸의 토대가 되는 엉덩이 근육만 교정해줘도 신경 쓰였던 군살은 자연스럽게 빠지기 때문이다.

'엉덩이 스트레칭'은 결과가 빠르게 나타나 몸의 변화가 한눈에 보인다. 뇌는 즐겁다고 느끼는 것에 반응하는 법. 이런 이유에서 매일같이 자연스럽게 할 수 있다. 또 그 결과 인생 최고의 몸매를 손에 넣을 수 있게 된다.

B88 W62 H90, 인생 몸매를 되찾다!

안녕하세요. 저는 체형 교정 트레이너 나오코입니다. 현재 42세로 세 아이의 엄마이지만 지금이 제 인생의 리즈 시절이라고 생각합니다.

저는 무리한 운동으로 몸을 혹사하지 않습니다. 조깅과 같은 유산소 운동도 하고 있지 않죠. 트레이너지만 육아와 업무로 바쁜 일상을 보내느라 몸매 관리 시간이 한정되어 있기 때문입니다. 하지만 그럼에도 최고의 몸매를 얻게 된 것은 모두 이 엉덩이 스트레칭 덕분이라고 생각합니다.

엉덩이는 우리 몸의 토대와 같은 역할을 합니다. 엉덩이가 약해지면 몸에 불균형이 발생해 제대로 움직이지 못하는 근육이 많아지게 되죠. 그리고 그 부위에 곧장 지방이 붙습니다. 바꿔 말해 엉덩이 스트레칭을 하면 전신 근육을 균형 있게 움직일 수 있어 이상적인 체형을 손에 넣을 수 있습니다.

30세, 35세, 40세. 저는 이렇게 5년마다 출산을 반복했습니다. 그때마다 14~15kg씩 늘어난 체중을 힘들이지 않고 감량했습니다. 특히 '엉덩이 스트레칭'을 확립한 이후인 40세 때는 초산보다도 산후 회복과 체형 복귀가 빨랐습니다. 그러한 일련의 강렬

한 체험을 통해 엉덩이 스트레칭이 몸에 좋은 운동법이라 확신할 수 있었습니다.

지금이야 다이어트와 연을 끊었지만, 20대 때는 불규칙한 생활과 스트레스로 지금보다 12kg이나 더 쪘던 시기가 있었습니다. O다리나 무지외반증, 피부 트러블, 급성 요통도 두 차례나 경험했습니다. 마사지 숍과 헬스장을 다니며 어떻게든 살을 뺐지만 신체 불균형은 조금도 개선되지 않았습니다. 돌이켜보면 나쁜 기운만 내뿜고 있던 시기 같습니다.

본격적으로 몸을 공부한 시기는 31세가 되었을 무렵입니다. 결혼, 출산, 어머니 병간호 그리고 어머니가 돌아가실 때까지 변화무쌍한 몇 년을 보내고 나서였죠. 체형과 마음을 바꾸는 요가의 매력을 알게 된 것이 계기였습니다. 몇 년간 쌓여 있던 마음의 병과 몸의 문제가 금방 해소되었어요. 그리고 이 대단함을 사람들에게 알려주고 싶어 요가 강사로 활동했습니다.

하지만 막상 요가 교실을 열고 보니 상황이 달랐습니다. 수강생의 고민에 답해줄 수 없는 순간을 몇 번이고 맞닥뜨렸던 것입니다. 요가는 분명 대단한 운동 요법임에 확실합니다. 하지만 저는 다이어트나 신체 불균형, 통증이나 어깨결림 등의 고민을 단

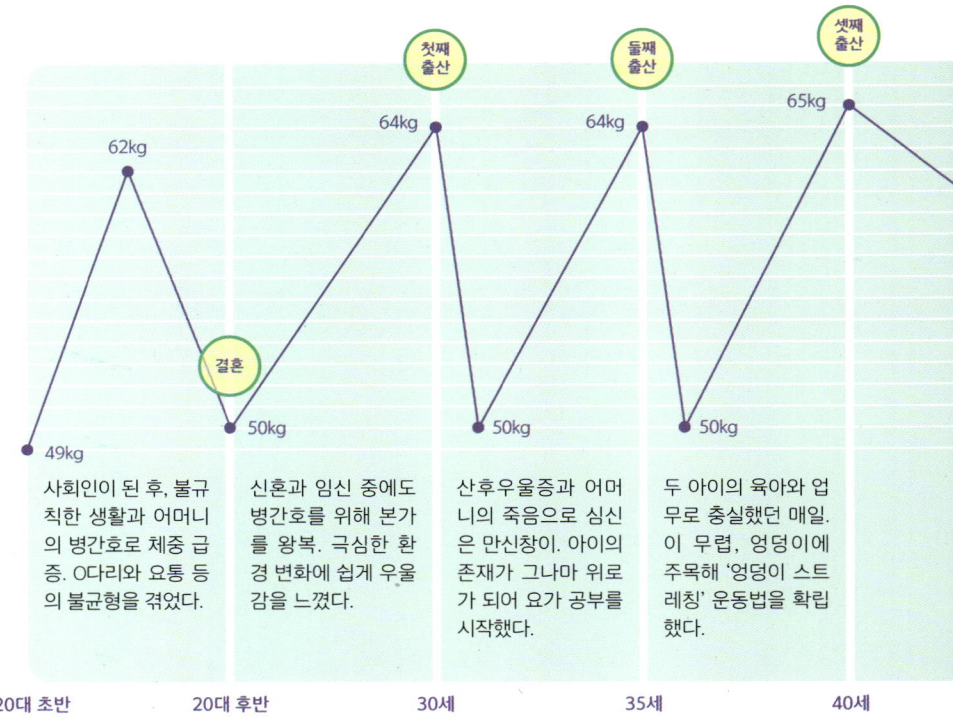

박에 해결하고 싶었습니다. 그 후 근력운동, 필라테스, 각종 테라피, 미용 관리 등 몸을 교정하기 위한 방법을 닥치는 대로 배우기 시작했습니다.

그러던 중 깨달았습니다. '엉덩이'에 집중하는 수강생은 올바른

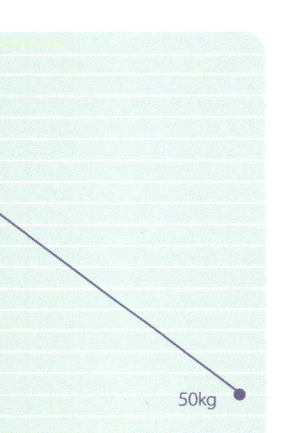

50kg

40세에 출산했지만, 산후 회복은 수월. 산후 2개월 만에 업무에 복귀했으며 3개월 만에 최고 몸 상태를 찍었다!

체중 62kg.
신체 불균형이
심했던 시절

40세의
임신과 출산에도
트러블 제로

현재는
육아와 업무로
충실한 일상

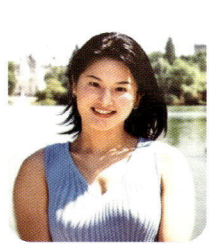
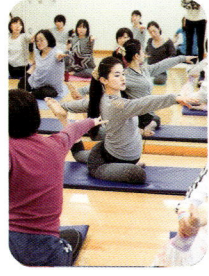
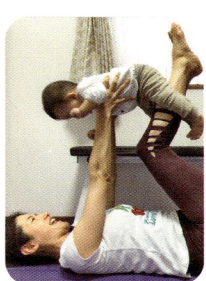

사회인이 된 후, 살이 가장 많이 쪘던 시절. 요통과 피부 트러블로 인해 큰 스트레스가 쌓여 있었다.

엉덩이 스트레칭 덕분에 임신 중에도 몸 상태가 매우 좋았다. 출산 직전까지도 하던 일을 계속할 수 있었다.

트레이너이자 세 아이의 엄마로 바쁜 나날. 엉덩이 스트레칭으로 몸의 균형을 되찾아 건강하게 보내고 있다.

동작을 취할 수 있을 뿐만 아니라 빠른 기간 안에 좋은 결과를 낼 수 있다는 사실을요. 그 후 몇 번의 시행착오를 거쳐 손쉽게 살을 뺄 수 있는 기적의 스트레칭을 만들었습니다. 몸이 나무토막처럼 뻣뻣하거나, 평소 운동감각이 전혀 없거나, 매번 다이어트에 실패하시는 분들도 가능합니다. 엉덩이 스트레칭만 있다면 누구나 인생 최고의 몸매를 가질 수 있습니다.

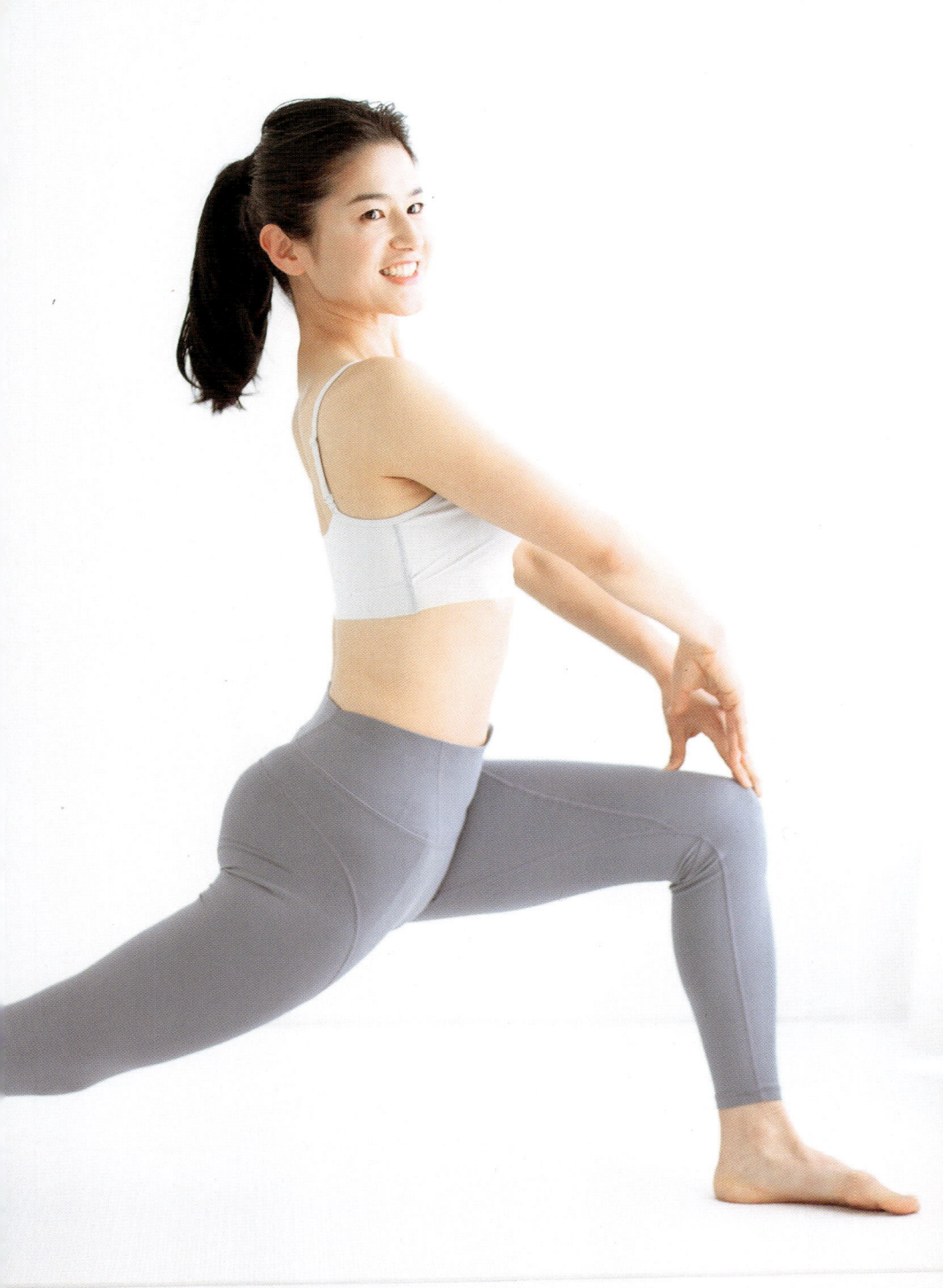

엉덩이 스트레칭으로 인생 리즈를 되찾은 사람들

뱃살이 빠졌다

통짜 허리에서 굴곡진 몸매로!	허리둘레 -10cm!	1회 수업으로 바지가 헐렁헐렁
M씨 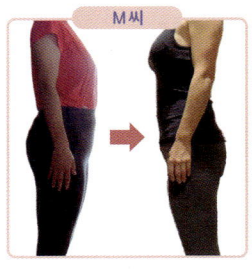 Before / After	G씨 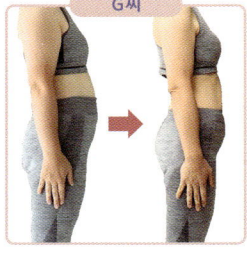 Before / After	Y씨 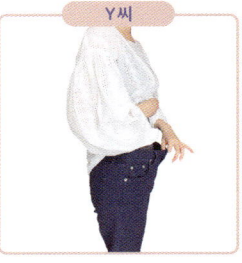 After

---

허리가 잘록해졌다

1개월 만에 허리둘레 -5cm	허리와 골반 -10cm	허리둘레가 12cm 슬림하게
H씨 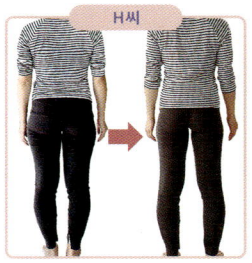 Before / After	K·M씨 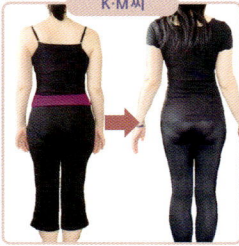 Before / After	H씨 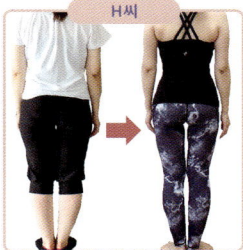 Before / After

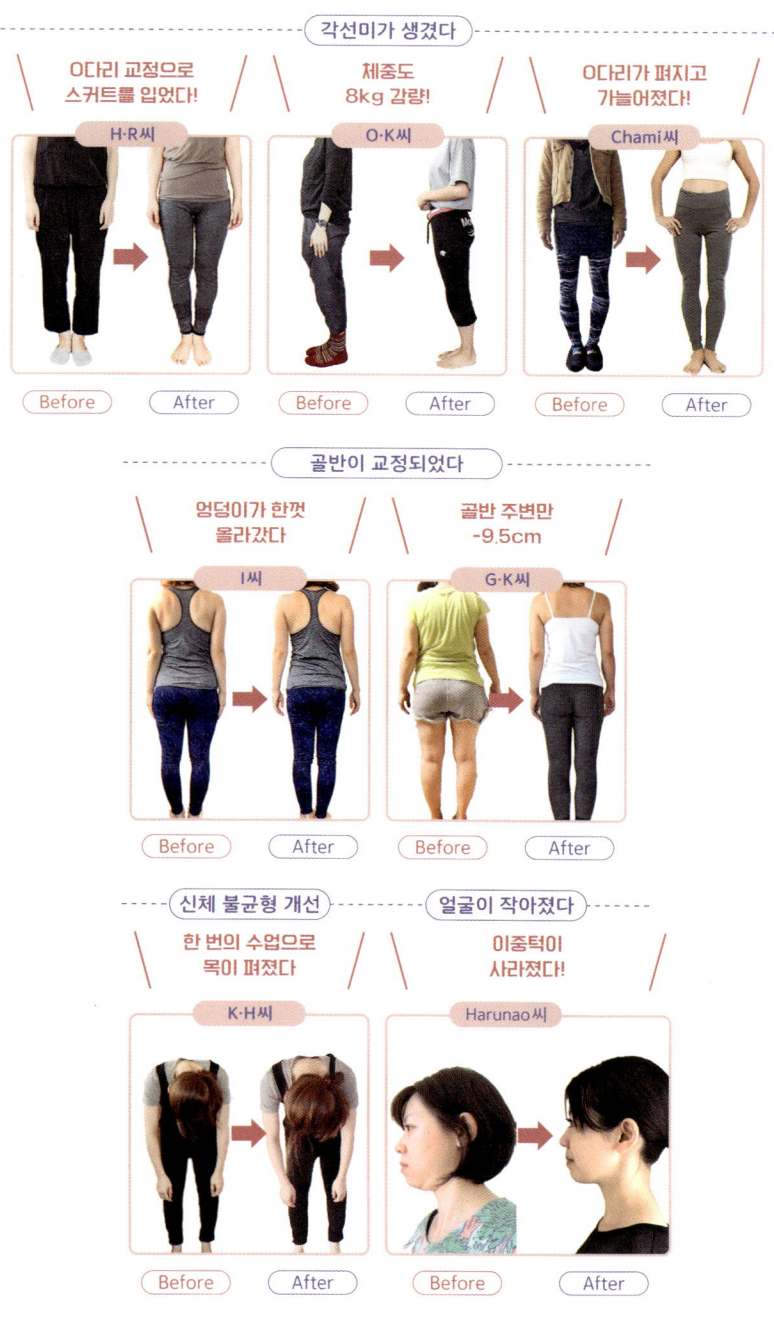

차례

prologue

아는 사람들만 아는 엉덩이 근육의 비밀 · 007

엉덩이 스트레칭으로 인생 리즈를 되찾은 사람들 · 014

Chapter 1

엉덩이 근육을 쓰지 않으면 인생이 바뀌지 않는 몇 가지 이유

살이 찌는 진짜 원인은 따로 있다? · 022

상체가 앞으로 쏠리면 삶이 망가지는 이유 · 026

몸매 관리의 열쇠는 바로 '엉덩이' · 028

엉덩이 최대근력 체크 · 030

3가지를 한 번에! 엉덩이 셀프 마사지 · 034

(나오코의 한마디) 살쪘을 때의 이점을 떠올려보라 · 037

Chapter 2

하루 60초, 복숭아 엉덩이를 만드는 기적의 스트레칭

골반이 제자리를 찾으면 살은 저절로 빠진다 … 040

시작하기 전에 스트레칭 효과를 높이는 궁극의 비결 … 044

리프팅A 기본 호흡법: 숨 쉬는 것만으로 2배 슬림해진다 … 046

리프팅B 옆으로 포개 앉기: 잠든 탄력을 속부터 깨우는 연습 … 048

리프팅C 네 발 짚고 엉덩이 들기: 고관절은 넓게, 근육은 따뜻하게 … 050

리프팅D 엎드려 다리 벌리기: 좌우 틀어짐을 잡아 와이존을 자극하라 … 052

리프팅E 반원 그려 허리 비틀기: 골반을 조이면 라인과 탄력은 더블업 … 054

바람직한 엉덩이란, '움직이는 근육형' 엉덩이 … 056

기준점 지키기가 곧 라인의 승부처 … 059

엉덩이 속, 숨겨진 나사를 자극하라 … 062

심층부를 움직이면 보이는 바깥 효과 … 064

날숨으로 허리는 잘록하게, 골반은 쫀쫀하게 … 066

성공 체험을 뇌에 심어주면 다이어트는 학습된다 … 068

나오코의 한마디 수치 너머의 자신을 상상해보라 … 071

Chapter 3

체중과 밸런스를 한 번에 잡는 엉덩이 리커버리 동작

멘탈과 건강까지! 엉덩이 운동의 5가지 효과 ... 074

체중과 체형을 정복하는 단 하나의 비결 ... 076

모든 근육은 1개당 1kg의 피로를 원한다 ... 079

슬리밍A 아랫배살 빼기: 십자로 몸을 당기면 뱃살은 제로화된다 ... 082

슬리밍B 허벅지살 빼기: 타월 하나로 허벅지 지방을 매끈하게 ... 084

슬리밍C 등살 빼기: 밸런스 운동으로 탐나는 슬랜더 뒤태를 ... 086

슬리밍D 팔뚝살 빼기: 무게중심만 옮기면 팔은 마법처럼 가늘어진다 ... 088

밸런스A 가슴 리프팅: 봉긋한 가슴의 비밀은 등 뒤에 있다? ... 090

밸런스B O다리 교정: 발끝만 들어 올려도 원하는 일자 다리로 ... 092

밸런스C 디스크 예방: 엉덩이로 요통을 잡는 가장 쉬운 운동법 ... 094

밸런스D 어깨결림 완화: 손발을 크게 쓸수록 치유의 힘은 2배 ... 096

밸런스E 만성피로 해소: 완벽한 휴식 자세로 묵은 피로를 한 방에 ... 098

밸런스F 냉증 치료: 발끝으로 피를 보내면 몸은 뜨거워진다 ... 100

눈으로 확인하는 생생한 성공 풀스토리 ... 102

플러스 동작! 셀룰라이트 제로 마사지 ... 112

내장이 젊어진다! 하루 30분, 쁘띠 단식 ... 114

엉덩이 스트레칭 Q&A ... 116

chapter 4
탱탱한 하체를 만드는 성공 공식
막판 코어 운동 7

코어A **앉아 걷는 백스텝**: 뭉치고 뻐근한 골반을 가볍고 부드럽게   120

코어B **다리 초침 오가기**: 11자 복근을 원한다면 다리를 활용하라   122

코어C **스파이더 스쿼트**: 엉덩이만 붙여도 햄스트링은 늘어난다   124

코어D **투명 블록 넘기**: 탱탱한 하체를 만드는 고관절 기준점 자세   126

코어E **인간 컴퍼스 그리기**: 발끝 포인으로 아랫배를 납작하게   128

코어F **응용 밸리댄스**: 골반만 잘 흔들어도 허리가 생긴다?   130

코어G **골반 활 당기기**: 기본 포즈 하나로 하체의 군살을 없애자   132

epilogue
인생을 바꾸고 싶다면 엉덩이부터 바꿔라   134

chapter 1.

엉덩이 근육을 쓰지 않으면

인생이 바뀌지 않는 몇 가지 이유

살이 찌는 진짜 원인은
따로 있다?

하반신에 살이 찌는 원인을 운동 부족으로 여기는 사람들이 많지만 사실 가장 큰 원인은 우리의 엉덩이에 있다.

엉덩이는 몸에서 토대와 같은 역할을 한다. 엉덩이 아래쪽으로는 다리, 위쪽으로는 척추가 이어져 있다. 점토에는 탄력이 있어 나무젓가락을 꽂으면 고정되지만, 탄력이 없는 모래산에 나무젓가락을 꽂으면 균형을 잃고 만다. 이처럼 엉덩이 근육을 쓰지 않으면 몸에 탄력이 사라지고 불균형이 생긴다.

또 근육을 골고루 쓸 수 없어 약해진 근육과 과도한 근육이 발생한다. 대표적으로 약해지기 쉬운 근육이 아랫배와 허벅지 속, 허벅지 뒷근육이다. 근육이 약해지면 약해질수록 해당 부위에 점점 지방이 붙기 시작하는 것이다.

　반면 과도하게 쓰기 쉬운 근육은 어깨 주변과 허리, 허벅지 앞 근육이다. 이 부위들은 근육이 뭉쳐 두꺼워지거나 통증을 쉽게 일으킬 수 있다.

　사람의 몸이란 본디 사용하기 편한 근육을 사용하고 싶어 한다. 스쿼트를 하더라도 허벅지 속이나 뒷근육이 아니라 허벅지 앞근육을 사용해버리고 만다. 이처럼 동작을 수행하는 데 있어 본래 필요한 기능 외에 다른 근육을 대신 움직이는 것을 '보상 동작'이라고 부른다. 한마디로 엉덩이를 쓰지 않는 한, 복근 운동이나 스쿼트로는 절대 복부와 다리가 날씬해질 수 없다.

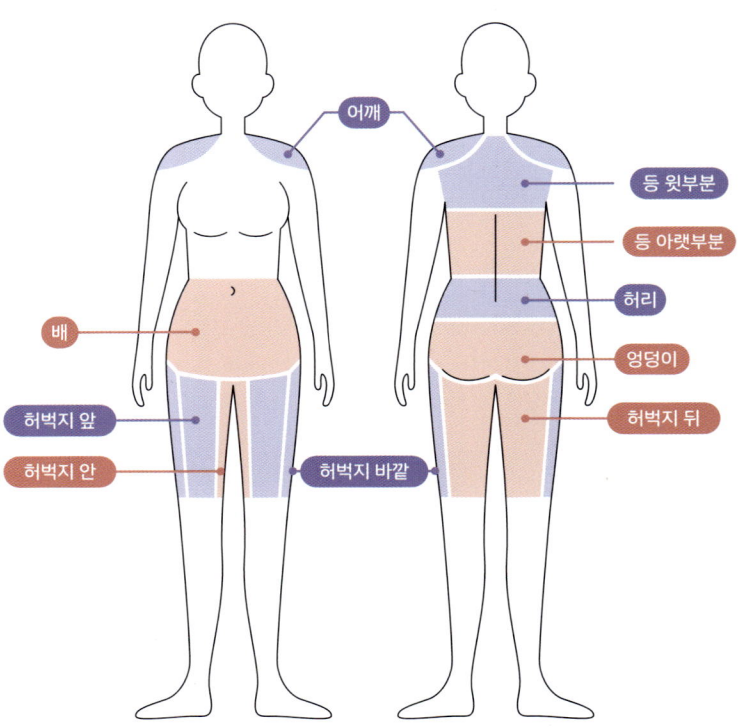

엉덩이가 약해지면 근육은 균형을 잃는다

특히 아랫배와 허벅지 안, 허벅지 뒷근육이 약해지기 쉽다. 그만큼 허벅지 앞쪽과 허리 근육을 무리하게 된다.

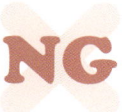
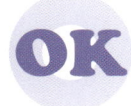
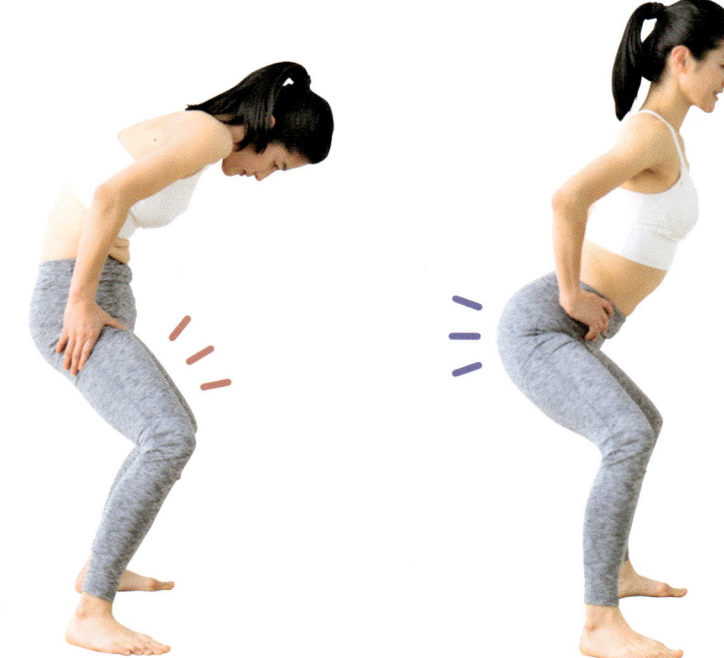

엉덩이를 쓰지 않으면 제대로 운동할 수 없다

스쿼트의 목적은 엉덩이나 허벅지 뒤쪽을 단련하는 것이다. 하지만 이 근육들을 쓰는 데 익숙하지 않으면 허벅지 앞쪽이 먼저 움직이고 만다. 그 결과 피겨 선수처럼 날씬한 다리가 아니라 경륜 선수처럼 튼튼한 다리가 될 수 있다.

상체가 앞으로 쏠리면
삶이 망가지는 이유

사람이 네 발에서 두 발로 걷게 된 이유는 엉덩이 근육이 발달했기 때문이다. 그 증거로 발이나 등 같은 근육의 비율은 다른 동물보다 적지만, 엉덩이 근육의 비율만큼은 인간이 최고 수준인 것을 들 수 있다.

즉 엉덩이 근육을 사용하는 움직임이 곧 두 발로 걷는 인간의 본래 보행 방법이라 할 수 있다. 엉덩이에는 허벅지의 대퇴사두근이나 등의 활배근처럼 큰 근육이 붙어 있다. 엉덩이 근육이 제대로 움직여야지만 이러한 큰 근육을 움직일 수 있는 것이다.

이렇게 중요한 엉덩이 근육이 왜 약해지는 것일까? 원인은 현대인의 생활 습관에 있다. 매일 책상에 앉아 일하는 습관, 지하철에서 스마트폰을 보는 습관, 아기를 품에 안는 행동 모두 몸 앞근육을 사용하는 동작이다. 중심이 항상 앞으로 쏠려 있다 보니 뒷근육을 쓰지 않아 엉덩이 근육이 쉽게 약해지고 만다.

또한 어른들은 불필요한 움직임을 싫어한다. 아이들의 몸에 불균형이 거의 없는 이유도 끊임없이 움직이고 있어서다. 합리성을 추구해 최소한으로 똑같은 근육만 움직여 쓴다면, 엉덩이 근육은 점점 쓰지 않아 신체 불균형만 심해질 뿐이다. 이것은 운동을 즐기는 사람이라도 마찬가지다.

두 발로 걷는 우리 인간은 엉덩이 근육을 쓰지 않으면 몸에 불균형이 생겨 살이 찔 수밖에 없다. 결국에는 허리가 굽고 제힘으로 걷지 못할 위험성이 커진다.

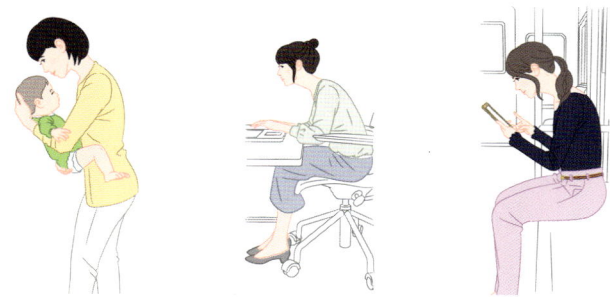

일상생활에서는 상체가 앞으로 쏠리기 쉽다
업무, 집안일, 취미 등 장시간 같은 자세로 있는 동작 대부분이 앞쪽으로 쏠려 있다. 이것이 엉덩이 근육이 약해지는 가장 큰 원인이다.

몸매 관리의 열쇠는
바로 '엉덩이'

하반신에 살이 빠진다

엉덩이 근육을 쓸 수 있는 사람 중에는 튜브형 뱃살이나 민짜 엉덩이를 가진 사람은 찾아볼 수 없다. 왜냐하면 엉덩이 근육이 살아 있으면 약해져 있던 배와 허벅지 근육을 제대로 쓸 수 있기 때문이다. 배와 허벅지 지방이 순식간에 태워지는 것과 같다.

허리가 잘록해진다

엉덩이 스트레칭은 호흡과 동작의 조합이 중요하다. 특히 호흡은 속근육을 단련하는 최고의 트레이닝 방법이다. 횡격막이나 장요근 등의 배 주변 근육을 끌어올려 몸 안쪽부터 허리가 잘록해질 수 있도록 도와준다.

자세가 좋아진다

골반을 지탱하는 주된 힘은 엉덩이의 둔근이다. 따라서 엉덩이를 바르게 쓰면 골반 틀어짐을 개선할 수 있다. 토대가 제대로 서기 때문에 골반과 이어진 척추도 본래대로 돌아올 수 있는 것이다. 굳어 있던 고관절이 풀리면 움직일 수 있는 범위가 넓어져 보폭도 함께 커진다.

살이 찌지 않는다

엉덩이 근육을 바르게 쓰기 시작하면 기초대사량(생명 유지를 위한 최소한의 에너지)이 향상된다. 또한 기준점이 불안해지지 않아 일상적인 동작에 쓰이는 근육의 활동량도 늘어난다. 그 결과 음식을 먹어도 살이 찌지 않는 체질로 바뀐다.

피부가 좋아진다

천연 미용액이라 불리는 뇌척수액과 림프액은 척추를 따라 이어진 굵은 관을 지나간다. 따라서 엉덩이 근육을 늘려 척추를 교정해주면 그 흐름이 촉진된다. 10대나 20대 때보다 탄력과 윤기가 좋아지고, 기미나 주름 같은 피부 트러블도 해소될 것이다.

엉덩이 최대근력 체크

엉덩이 근육을 제대로 쓰고 있는지
동작이나 자세, 생활 습관을 통해 알아보자

'엎드려 하는' 근력 체크

방법&진단

엎드린 상태에서 양 뒤꿈치를 붙인다. 이때 무릎을 바깥쪽으로 벌린 상태에서 엉덩이 힘으로 다리를 들어 올린다. 무릎을 붙이거나 중심이 쏠리면 안 된다. 치골을 바닥에 댄 상태에서 들어 올리면 합격이다.

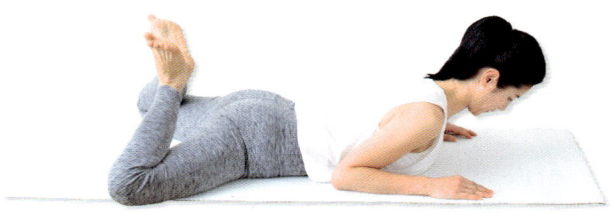

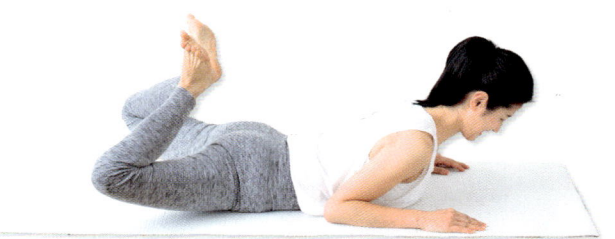

NG

중심이 쏠리면 안 된다
중심이 앞으로 이동해 허리가 휘어지면
엉덩이에 힘이 없어도 다리가 올라간다.

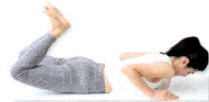

벌린 다리 눌러 좌우 차이 체크

방법&진단

다리를 벌려 앉은 후, 양 발바닥을 붙인다. 발목 아래에 손을 넣어 다리를 벌리는 힘으로 지그시 누른다. 좌우로 느껴지는 손의 압력이 다르다면 엉덩이 근력이나 고관절 경직도에 차이가 있다는 증거다.

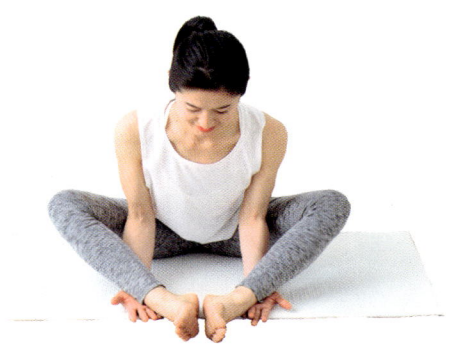

이렇게도 알 수 있다

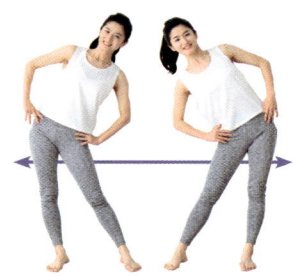

엉덩이 움직이기
벽에 등을 대고 선 후, 한 걸음 앞으로 나온다. 양손을 허리에 얹고 몸을 벽에 붙인 상태에서 엉덩이를 양쪽으로 움직인다. 움직임에 있어 좌우로 드는 힘에 차이가 없는지 확인해보자.

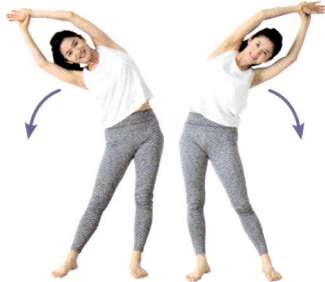

상체 기울이기
벽에 등을 대고 선 후, 한 걸음 앞으로 나온다. 양팔을 올리고 오른손으로 왼손을 잡아당겨 몸을 기울인다. 반대쪽도 손을 바꿔 같은 동작을 반복한다. 혹시 좌우로 드는 힘에 차이가 없는지 확인해보자.

거울&사진으로 불균형 체크

방법&진단

거울을 보거나 사진을 찍어 정면과 측면 자세를 체크한다. 해당하는 항목이 4개 이하라면 엉덩이 근육이 약화되어 있을 가능성이 크다.

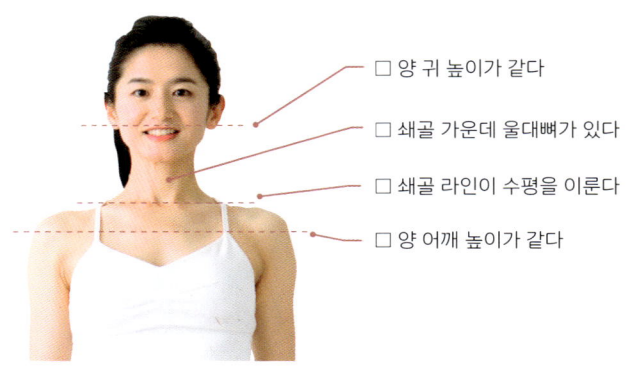

- □ 양 귀 높이가 같다
- □ 쇄골 가운데 울대뼈가 있다
- □ 쇄골 라인이 수평을 이룬다
- □ 양 어깨 높이가 같다

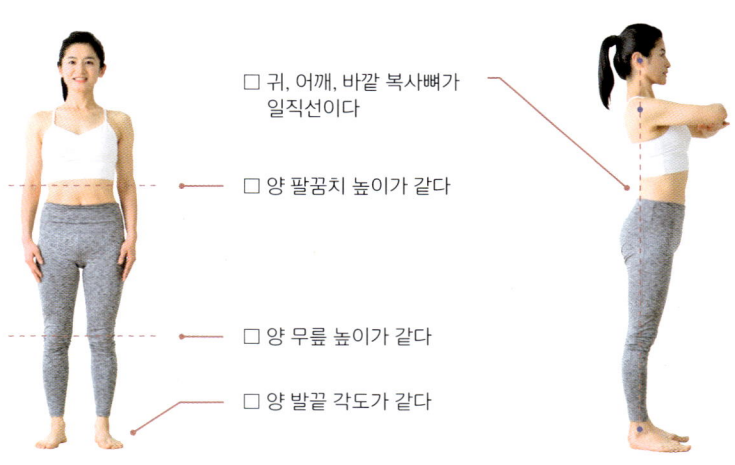

- □ 귀, 어깨, 바깥 복사뼈가 일직선이다
- □ 양 팔꿈치 높이가 같다
- □ 양 무릎 높이가 같다
- □ 양 발끝 각도가 같다

일상 습관으로 치우침 체크

방법&진단

자신에게 해당되는 항목에 체크해보자. 3개 이상이라면 엉덩이가 약해져 신체 이곳저곳이 치우쳐 있을 가능성이 있다.

- ☐ 항상 같은 쪽 손으로 가방을 든다
- ☐ 음식을 씹는 방향이 정해져 있다
- ☐ 앉아 있을 때 자꾸만 턱을 괴고 싶다
- ☐ 한 방향으로만 다리를 꼰다
- ☐ 테니스나 골프처럼 편측 운동을 즐긴다
- ☐ 신발의 좌우 상태가 다르다
- ☐ 신발 밑창이 바깥쪽만 닳아 있다
- ☐ 엉덩이의 크기와 탄력이 서로 다르다
- ☐ 양 시력에 차이가 있다
- ☐ 어깨결림과 요통의 좌우 증세가 다르다
- ☐ 스커트가 자주 한쪽으로 돌아간다
- ☐ 옆을 보고 눕거나 엎드려 잘 때가 많다
- ☐ 사진 포즈를 고쳐주면 위화감이 든다

3가지를 한 번에! 엉덩이 셀프케어 마사지

체형교정+스트레칭+근력운동
트리플 효과로 빠르고 확실하게 빠진다!

엉덩이 스트레칭의 가장 큰 특징은 신체 불균형을 교정하는 마사지 효과가 높다는 점이다. 마사지 숍에서 틀어진 부위를 교정받으려면 시간과 돈이 들지만, 엉덩이 스트레칭이라면 혼자서도 할 수 있다.

마사지사의 힘을 대신하는 것이 바로 자신의 체중과 의식이다. 사실 근육을 '늘리는 동작'밖에 없지만 늘려지는 것과 반대로 '누르는' 힘도 함께 작용하므로 이를 의식한다면 마사지사가 눌러줄 때와 똑같은 효과를 얻을 수 있다.

누르는 힘으로 근력운동이 된다는 점이 사실 엉덩이 스트레칭의 최대 장점이다. 근육을 알맞게 늘리는 스트레칭, 누르는 힘을 통한 근력운동, 그리고 손쉬운 체형교정까지. 하나의 동작으로 무려 3가지 효과를 누림으로써 빠르고 수월하게 살을 뺄 수 있다.

엉덩이 스트레칭으로 케어와 근력을 한 번에!

사진과 같은 자세로 골반을 교정하는 경우, 다른 사람의 도움을 받아 허리를 눌러달라고 부탁해보자. 혼자 할 때는 엉덩이와 머리가 서로 잡아당긴다고 의식하며 동작을 취할 때 똑같은 운동 효과를 얻을 수 있다. 온전히 자신의 힘을 사용하기 때문에 근력운동 효과도 함께 볼 수 있다.

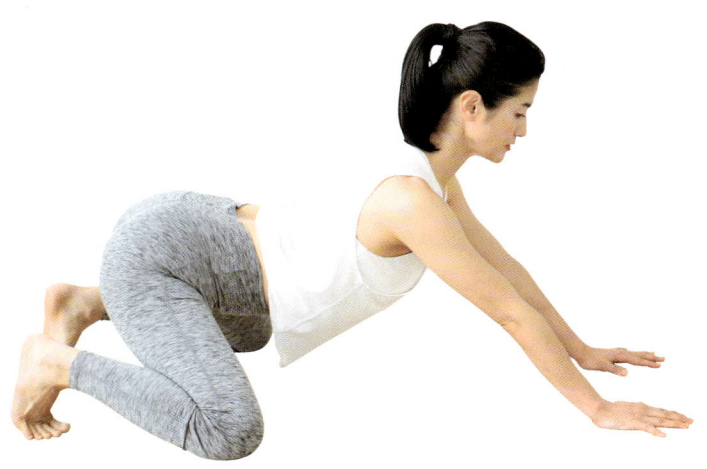

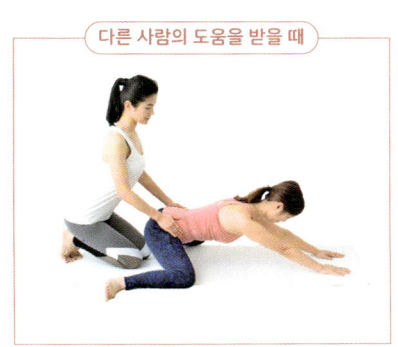

다른 사람의 도움을 받을 때

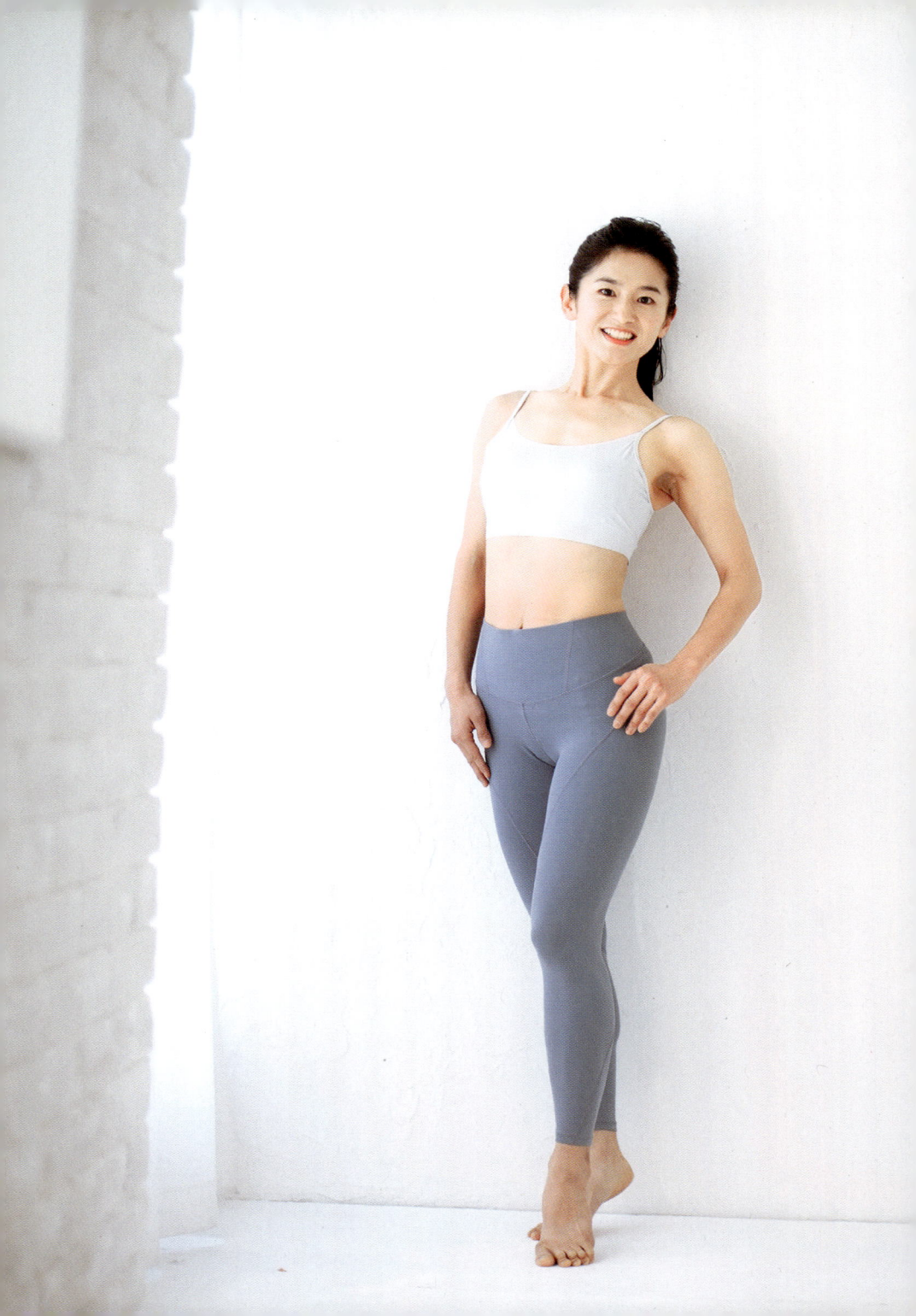

(나오코의 한마디)

살쪘을 때의 이점을 떠올려보라

다이어트를 하는 도중에 스트레스로 폭식을 하거나 살을 빼고 싶지만 미루는 사람들이 있다. 그들이 살을 빼지 못하는 이유는 의지가 약해서가 아니다. 어쩌면 자신도 모르는 무의식 상태에서 살이 쪄도 괜찮다고 생각해서일 수 있다.

혹시 그럴 리 없다고 여긴다면? 사실 살이 쪘을 때도 이점은 많다. '꾸미는 데 신경을 쓰지 않아도 된다', '긴장감 없이 편히 먹고 살 수 있다', '상태 유지를 위한 고달픔이 따르지 않는다' 등등…. 잠재의식 속에 이런 생각들을 하고 있으면 뇌는 현상 유지를 위해 다이어트를 스트레스로 느끼게 만든다.

우선 살이 쪘을 때의 이점을 파악한 후, 그 이점과 자신이 꿈꾸는 이상향을 비교해보자. 이상향이 되는 쪽의 이점이 더 크다고 판단되면 다이어트로 오는 스트레스가 크게 줄어 손쉽게 살을 뺄 수 있다.

chapter 2.

하루 60초,

복숭아 엉덩이를 만드는

기적의 스트레칭

골반이 제자리를 찾으면
살은 저절로 빠진다

엉덩이 안에 있는 골반은 몸매 관리에 있어 매우 중요한 부위다. 골반이 틀어지거나 벌어져 있으면 굴곡 있는 몸매를 만들 수 없다. 따라서 스트레칭으로 엉덩이를 의식적으로 움직여 골반을 교정할 수 있는 동작을 함께 구성했다.

골반에는 다음과 같은 4가지 변화가 일어난다.

1. 골반 속근육이 활성화된다
2. 틀어진 골반이 교정된다
3. 고관절과 천장관절*의 움직임이 커진다
4. 벌어진 골반이 조여진다

엉덩이 스트레칭을 하면 엉덩이 바깥쪽뿐 아니라 골반 전체가 교정되어 단기간에 살을 뺄 수 있다. 이때 필요한 스트레칭은 단 네 종류뿐이다. 얼마나 골반이 틀어지고 굳었는지에 따라 다르겠지만, 1~2주 만에 몸에 변화를 느낄 수 있다.

골반은 같은 자세를 유지할 때 가장 쉽게 틀어진다. 아침에 일어나자마자 또는 밤에 퇴근한 후 스트레칭을 해주면 골반 틀어짐이 발생하지 않는다. 즉 원래 있어야 할 위치로 돌아가 근육이 제대로만 움직이면 누구나 아름다운 바디라인을 만들 수 있다.

• 천장관절: 엉치뼈와 엉덩뼈 사이에 있는 관절.

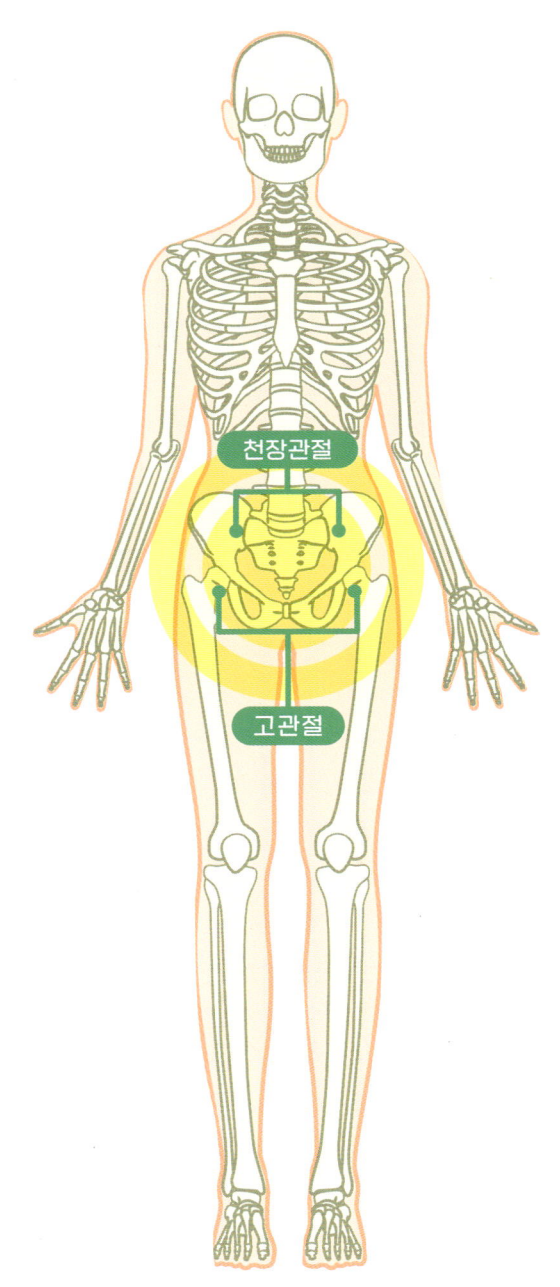

엉덩이 스트레칭으로 생기는 4가지 변화

1. 골반 속근육이 활성화된다
골반* 속근육들을 자유롭게 움직일 수 있게 된다. 골반이 자리 잡히면 동시에 겉근육도 함께 자극할 수 있다.

2. 틀어진 골반이 교정된다
정면에서 봤을 때 한쪽으로 틀어진 좌우 불균형, 휜 허리나 새우등의 원인이 되는 상하 불균형 등 다양한 골반 트러블이 교정된다.

3. 고관절과 천장관절의 움직임이 커진다
골반 자체는 원래 움직이기 힘들다는 특징이 있다. 하지만 고관절과 천장관절의 가동 범위를 넓혀주면 굳어 있던 골반 주변 근육도 함께 풀어진다.

4. 벌어진 골반이 조여진다
골반이 풀어져 속근육을 쓸 수 있게 되면 벌어진 골반을 쉽게 조일 수 있다. 또 골반을 조이는 동작을 통해 확실한 감량 효과를 누릴 수 있다.

* 골반은 상반신과 하반신을 연결해 엉덩이 주변을 지탱해주는 뼈.

시작하기 전에

스트레칭 효과를 높이는 궁극의 비결

1

효과를 노리는 부위&잡아당기는 힘을 의식한다

자신의 체중을 활용해 효과를 주는 엉덩이 스트레칭. 반대로 잡아당기는 힘이 마사지사의 손을 대신한다. 책에서는 효과를 노리는 부위를 노란색, 잡아당기는 방향을 초록색으로 표시했다. 이 2가지를 의식하며 동작을 취해보도록 하자.

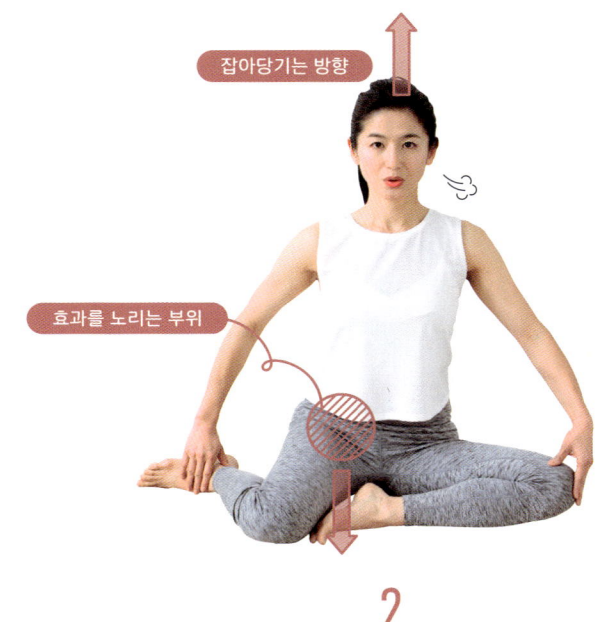

2

동작과 호흡을 함께 진행한다

엉덩이 스트레칭은 4초간 숨을 들이마시고 8초간 숨을 내뱉는 것이 호흡의 기본이다. 숨을 내뱉으면 관절이 쉽게 풀어져 근육을 쉽게 늘릴 수 있다. 몸이 힘들면 무의식적으로 숨을 참게 되기 쉽지만, 그럴 때일수록 숨을 내뱉으면 마사지 효과가 커진다.

3

동작을 크게 하지 않는다

몸을 안정시키려 할 때 심부 근육이 함께 움직인다. 하지만 동작을 크게 하면 겉근육이 쓰여 속근육을 움직일 수 없다. 따라서 근육이나 관절을 풀어주려면 동작을 크게 해서는 안 된다.

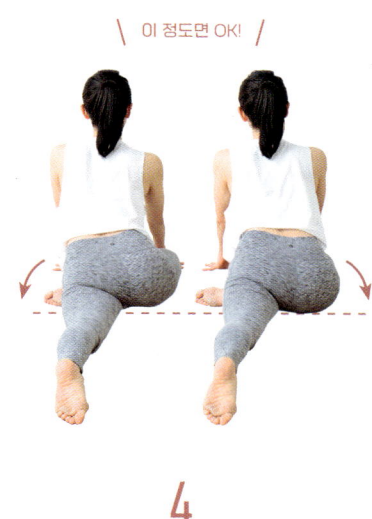

＼ 이 정도면 OK! ／

4

하기 힘든 쪽을 더 많이 하자

신체 불균형이 생기면 똑같은 동작이라도 유난히 하기 힘든 쪽이 있다. 양쪽을 똑같은 횟수로 진행하고 하기 힘든 쪽에 차수를 더 늘려보자. 스트레칭을 많이 하면 틀어진 곳을 교정할 수 있다.

5

이미지를 동작으로 취해본다

실제 수업에서는 엉덩이가 '1g 무거워졌다'거나 '꼬리를 세우듯이'처럼 움직임을 쉽게 상상할 수 있도록 표현한다. 책에도 그 '이미지'를 도입했다. 이미지를 그리며 동작을 취하면 효과를 보고자 하는 부위에 더 자극을 줄 수 있다.

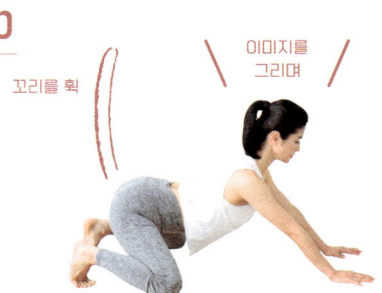

꼬리를 휙   이미지를 그리며

숨 쉬는 것만으로 2배 슬림해진다

기본 호흡법

① 4초간 숨을 들이마신다

등을 벽에 대고 선 후, 발만 한 걸음 내민다. 4초간 천천히 숨을 들이마신다. 이때 머리를 위로 끌어올리는 이미지를 상상한다.

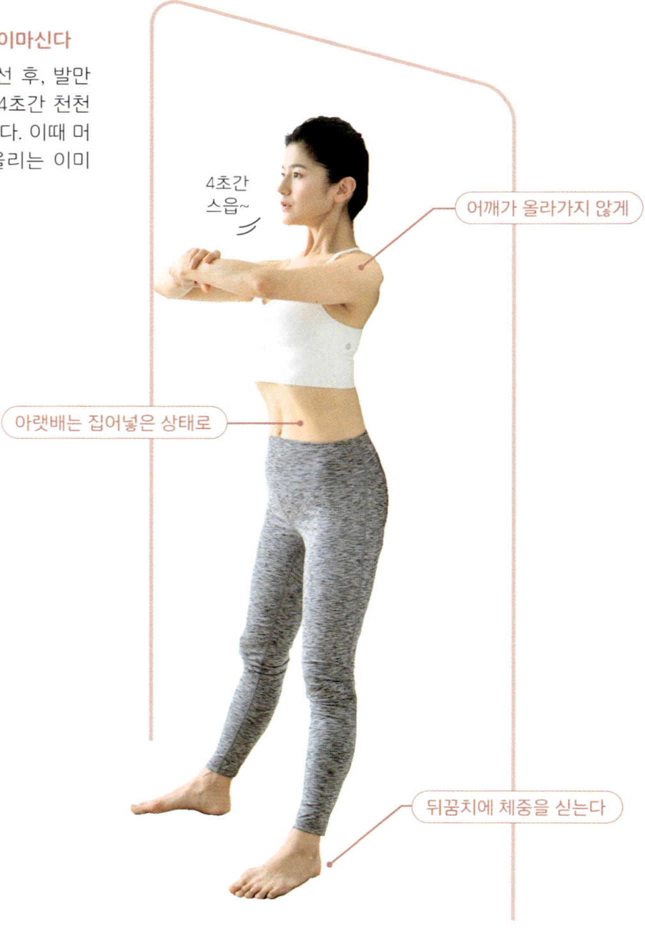

4초간
스읍~

어깨가 올라가지 않게

아랫배는 집어넣은 상태로

뒤꿈치에 체중을 싣는다

> **Tip**

엉덩이 스트레칭의 호흡법을 익히기 위해 움직이지 않은 채로 호흡에만 집중해본다. 방법은 벽에 등을 대고 한 걸음 나와 호흡만 하면 된다. 몸을 움직이지 않아야 속근육을 우선으로 움직일 수 있다. 호흡만 몇 번 해도 적당히 몸이 지칠 것이다. 그것이 속근육을 움직였다는 증거이기도 하다. 엉덩이 스트레칭에서는 항상 이 호흡법을 의식하도록 한다.

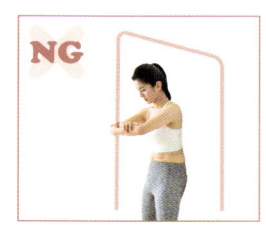

고개가 떨어지지 않게

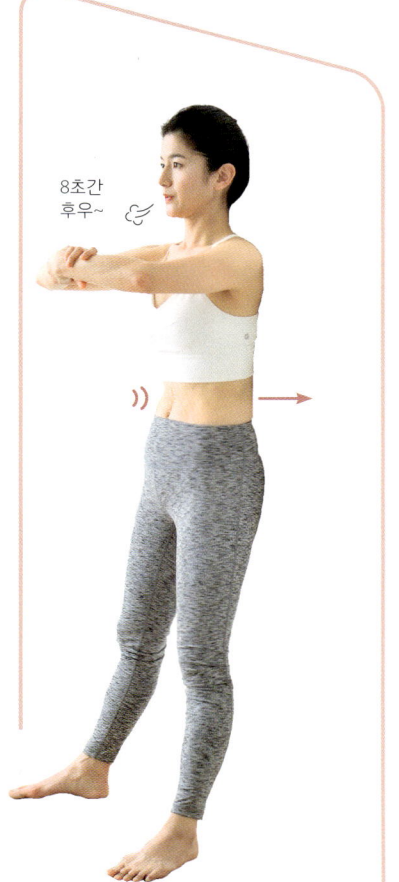

8초간
후우~

② 8초간 숨을 뱉는다

끌어올린 머리를 유지한 채 천천히 8초간 숨을 뱉는다. 명치가 움푹 파인다는 느낌으로 벽을 배로 눌러준다.

리프팅 B

잠든 탄력을 속부터 깨우는 연습

옆으로 포개 앉기

자극 포인트

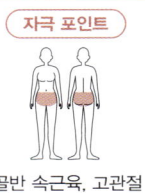

골반 속근육, 고관절

골반 안에 있는 장요근*과 장골근**을 자극하는 동작이다. 포인트는 허리와 둔근으로 엉덩이를 끌어내리는 데 있다. 이 두 근육은 대퇴골과 이어져 있으므로 허벅지 대퇴골이 고관절에 꼭 들어맞는다는 느낌으로 자세를 취하면 된다. 엉덩이를 내리는 동작의 반대 힘은 머리를 끌어올리는 힘. 머리를 끌어올리면 골반이 기울지 않아 올바른 자세를 쉽게 취할 수 있다. 고관절 마사지에도 효과 만점이다.

① 한쪽 다리를 빼서 앉는다
무릎을 왼쪽으로 쓰러뜨려 앉는다. 이때 왼발이 오른쪽 허벅지 밑으로 들어가지 않도록 주의한다.

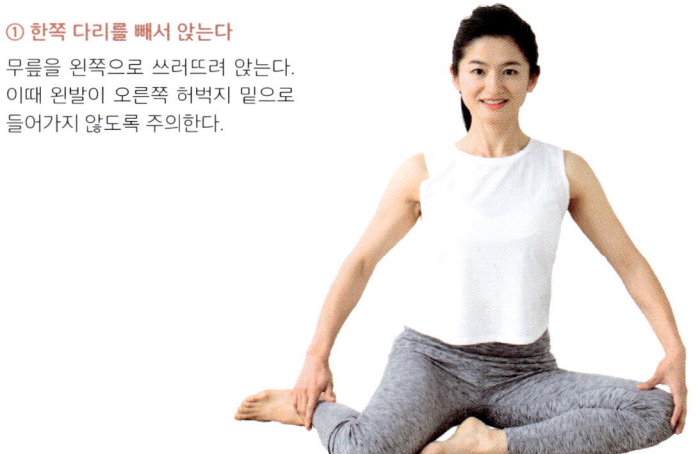

- 장요근: 척추 양쪽에 붙어 있는 기둥 근육으로 허리근과 엉덩근을 합쳐 부르는 용어.
- ** 장골근: 골반에서 허리근과 합쳐져 넓적다리뼈에 같이 붙는 엉덩이뼈 근육.

Tip

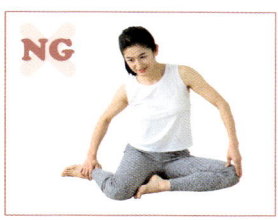

어깨가 처지지 않도록 한다.

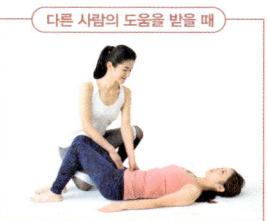

골반 속근육을 자극하려면 서혜부와 장골근을 마사지로 풀어준다.

② 오른쪽 엉덩이를 바닥에 붙인다

숨을 뱉으며 떠 있는 오른쪽 엉덩이를 바닥에 붙인다. 머리와 목을 위로 늘려 좌골을 세워준다. 반대쪽도 같은 동작을 반복한다. **좌우 각각 3~5회 호흡**

엉덩이를 뿌리내린다는 느낌으로

후우~

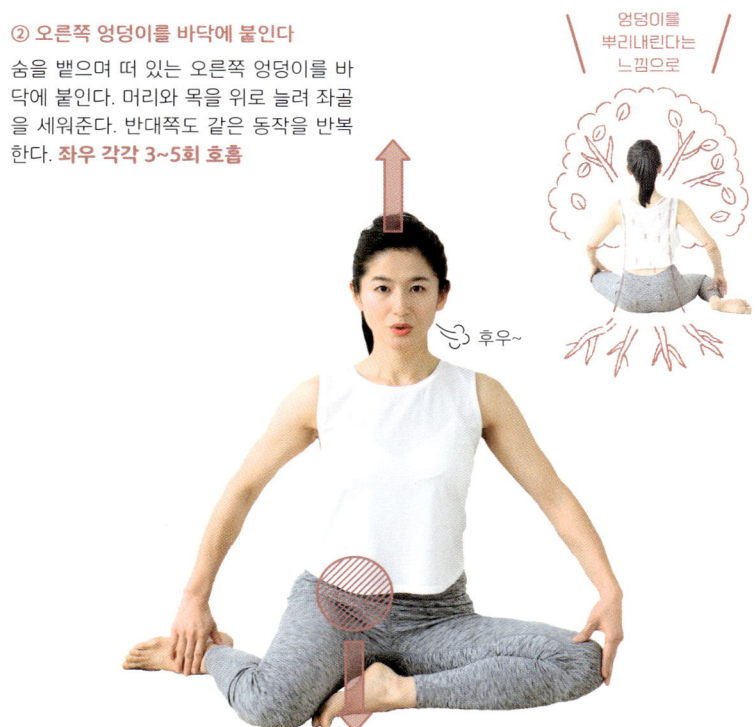

리프팅 C

고관절은 넓게, 근육은 따뜻하게

네 발 짚고 엉덩이 들기

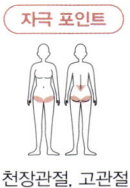

자극 포인트

천장관절, 고관절

허리를 휘는 동작으로 천장관절을 자극하기 쉬운 상태로 만든다. 머리와 엉덩이를 잡아당기는 힘을 풀며 골반 상하 틀어짐을 교정한다. '꼬리를 세워준다'는 느낌으로 동작을 취하면 허리가 휘어진 자세를 쉽게 유지할 수 있다. 무릎을 바깥쪽으로 벌리면 고관절의 가동 범위도 넓어진다. 한편 천장관절 부근의 다열근은 움직이기 힘들다는 특성이 있다. 상하좌우로 미세하게 엉덩이를 움직이면 이곳을 자극할 수 있어 근육이 따뜻해진다.

① 네 발 자세를 취한다

두 손발을 바닥에 댄 상태로 무릎을 바깥쪽으로 벌린다. 손은 머리보다 앞에 두고 발가락은 바닥에 세운다. 등은 구부리지 않은 채 허리만 살짝 휘어준다.

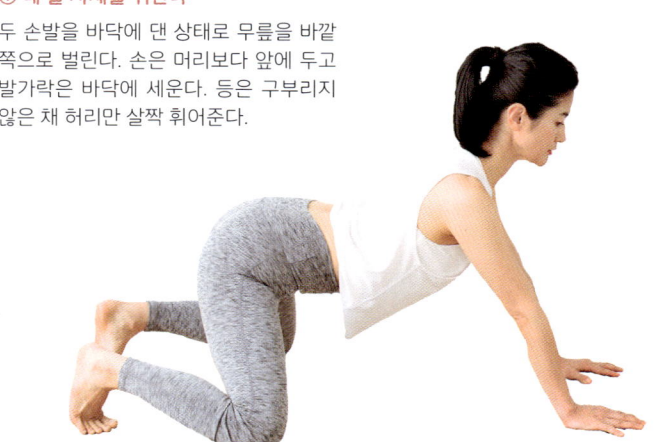

Tip

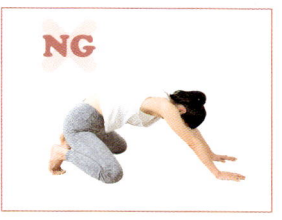

등을 둥글게 말지 않도록 한다.

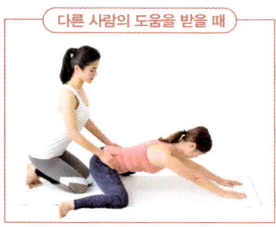

다리를 벌린 상태에서 휘어진 허리를 누른다.

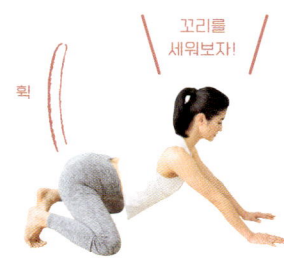

② 엉덩이를 뒤꿈치에 붙인다

숨을 뱉으며 엉덩이를 뒤꿈치에 붙인다. 머리를 고정한 후, 엉덩이와 머리가 서로 잡아당기는 힘을 의식한다. 그 상태로 엉덩이를 상하좌우로 조금씩 흔든다. **3~5회 호흡**

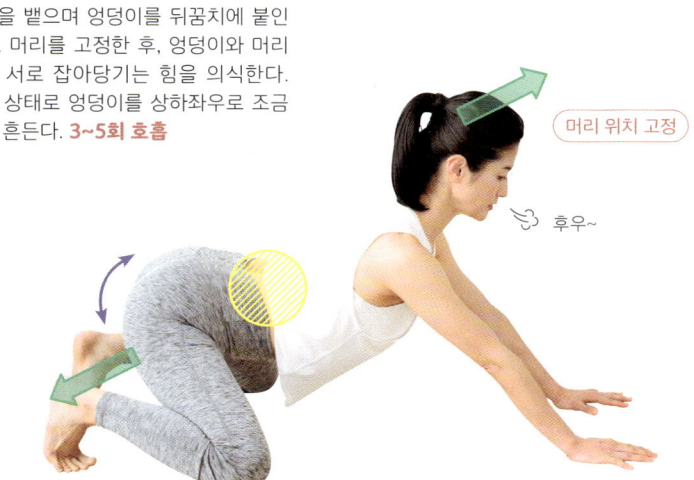

좌우 틀어짐을 잡아 와이존을 자극하라

엎드려 다리 벌리기

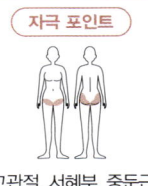

고관절, 서혜부, 중둔근

오른쪽 동작②를 하면 왼쪽 서혜부가 이완되며 오른쪽 엉덩이 근육이 수축된다. 고관절이 굳어 있는 사람은 엉덩이를 가볍게 흔들어 통증을 없애 보자. 여유가 있다면 발의 앞꿈치를 더 내밀어도 좋다. 앞으로 1cm만 내밀어도 스트레칭의 강도가 세진다. 골반이 벌어져 있으면 발뒤꿈치가 몸 안쪽으로 들어와 새끼발가락이 뜨기 쉽다. 하지만 다리를 뒤로 뻗어 새끼발가락까지 바닥에 닿으면 대퇴골은 자연스럽게 고관절 안으로 들어간다.

① 무릎을 꿇고 앉아 바닥에 손을 짚는다
무릎을 꿇고 앉는다. 이어서 상체를 기울여 손을 머리보다 조금 앞쪽에 짚는다.

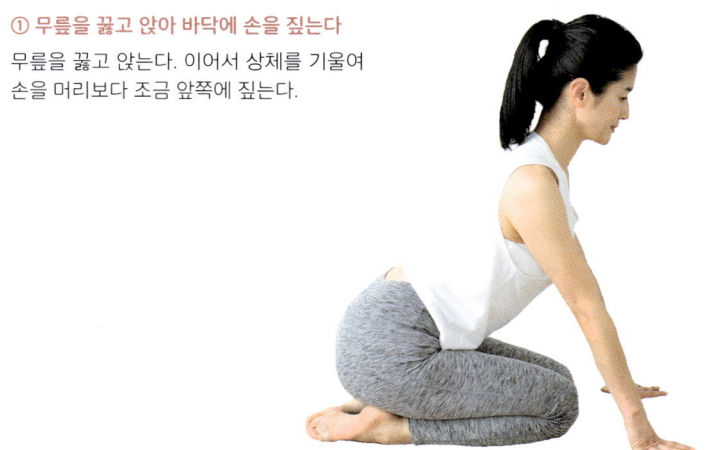

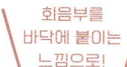

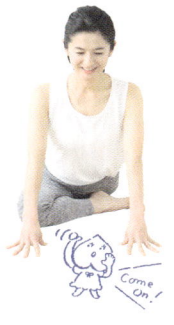

회음부를
바닥에 붙이는
느낌으로!

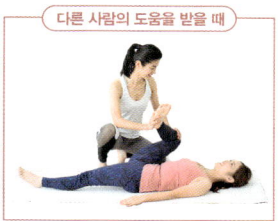

무릎을 바깥쪽으로 벌린 상태에서 고관절을 누르거나 회전시킨다.

다른 사람의 도움을 받을 때

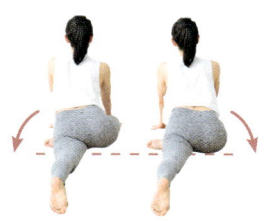

오른쪽 엉덩이를 바닥에서 띄웠다가 붙이는 동작을 천천히 반복한다.

② 왼쪽 다리를 뒤로 뻗는다

왼쪽 다리를 뒤로 뻗은 상태에서 오른쪽 다리 무릎이 바깥쪽을 향하게 한다. 그 상태로 숨을 뱉으며 엉덩이를 내려 골반이 바닥과 평행을 이루게 만든다. 이어서 천천히 엉덩이를 좌우로 흔든다. 반대쪽도 같은 동작을 반복한다. **좌우 각각 3~5회 호흡**

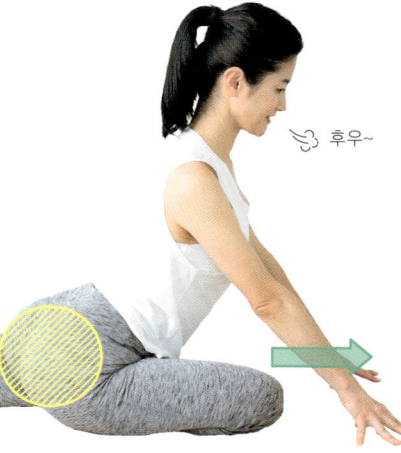

후우~

새끼발가락까지 바닥에 붙인다

골반을 조이면 라인과 탄력은 더블업

반원 그려 허리 비틀기

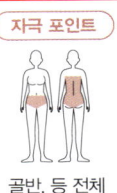

골반, 등 전체

양쪽으로 끈을 잡아당겨 한가운데 있는 종이를 회전시키는 버튼 스피너. 이와 마찬가지로 몸을 위아래로 당겨 골반을 회전시키는 동작이다. 바닥에 둔 손바닥을 기준점으로 허벅지부터 목덜미까지 뒷면 전체를 늘려준다. 몸을 비튼 상태에서 호흡하면 골반 주변의 대요근이나 장골근이 횡격막까지 올라간다. 그 작용으로 벌어진 골반이 조여지며 몸에 굴곡이 생긴다.

① 무릎을 쓰러뜨려 엉덩이를 띄운다

한쪽 무릎을 세우고 앉은 상태에서 양 무릎을 왼쪽으로 쓰러뜨린다. 두 손을 몸 뒤쪽으로 뻗어 왼쪽 엉덩이가 몸 한가운데 오도록 엉덩이를 띄운다.

> Tip

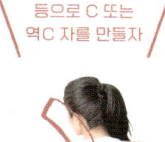

등으로 C 또는
역 C 자를 만들자

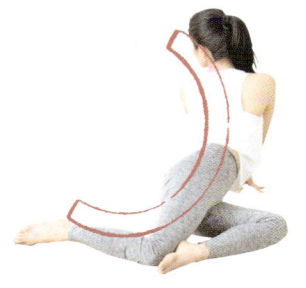

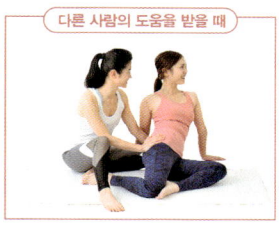

다른 사람의 도움을 받을 때

옆으로 앉은 자세에서 허리를 잡고
비트는 동작을 돕는다.

② **양손을 뒤로 뻗어 몸을 비튼다**

오른손을 바닥에서 뗀 후, 몸 위로 반원을 그려 왼손 옆에 둔다. 바닥에 닿은 무릎과 손을 서로 밀어내 허리 주변이 강하게 비틀어지는 것을 느낀다. 반대쪽도 같은 동작을 반복한다. **좌우 각 3~5회 호흡**

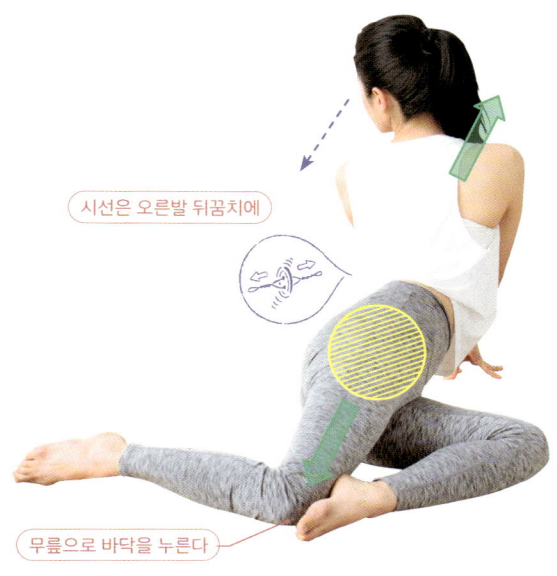

시선은 오른발 뒤꿈치에

무릎으로 바닥을 누른다

바람직한 엉덩이란, '움직이는 근육형' 엉덩이

　엉덩이 근육을 쓰지 않으면 왜 하반신에 살이 찌는지 메커니즘을 통해 자세히 알아보자.

　우선 뱃살이 찌는 이유다. 엉덩이 근육이 움직이지 않으면 고관절과 서혜부가 동시에 굳는다. 서혜부가 수축되면 반대로 복근은 이완되어 힘이 빠진 상태가 된다. 나태함에 익숙해진 배는 복근운동을 해도 자극이 제대로 전달되지 않고, 뱃살이 빠진 상태일지라도 근력운동을 게을리하면 곧장 지방이 달라붙는다.

　한편 엉덩이를 쓰지 않아 하반신에 살이 찌는 이유는 근육 사용에 불균형이 생겼기 때문이다. 중심이 앞으로 쏠리기 쉬워 허벅지 앞쪽 근육에 부담이 커진다. 또 엉덩이 근육을 쓰지 않는 사람은 걷

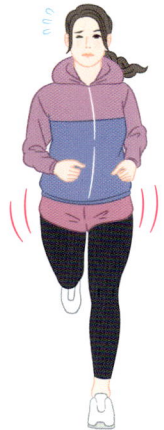
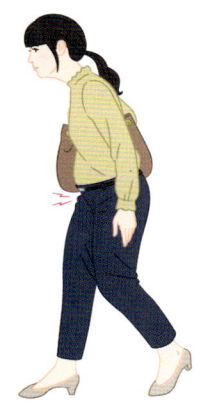

엉덩이가 약해질 때 하반신이 찌는 이유는 근육 불균형이 원인

엉덩이가 약해질 때 뱃살이 찌는 이유는 서혜부 수축이 원인

엉덩이 근육을 쓰지 않으면 주로 허벅지 앞쪽과 겉근육을 쓰게 된다. 반대로 허벅지 안쪽과 뒷근육은 쓰지 않아 양 허벅지 사이에 지방이 붙는다.

엉덩이 근육이 움직이지 않으면 고관절의 가동 범위가 좁아져 서혜부가 수축된다. 그러면 배에 힘이 들어가지 않아 이완된 상태로 지방이 붙는다.

거나 달릴 때 옆으로 쉽게 흔들리는 특징이 있다. 중심을 잡고자 애를 쓰다가 허벅지 겉근육만 발달하고 마는 셈이다. 결국 늘씬한 각선미와는 영영 멀어지게 된다. 그럴 때 엉덩이 근육을 자극해주면 허벅지 뒷근육과 속근육을 제대로 쓸 수 있다.

엉덩이를 바로잡지 않으면 전체적인 감량의 효율은 떨어지고, 늘 요요 현상의 위험성을 안고 사는 것과 같다. 따라서 가장 먼저 엉덩이를 운동해야만 한다.

목표로 삼을 엉덩이의 조건은 다음 3가지와 같다. 첫 번째는 대둔근과 중둔근의 겉근육, 그리고 대요근과 장골근의 속근육을 제대로 움직일 수 있을 것. 두 번째는 고관절이나 천장관절처럼 골반과 이어진 관절을 크고 부드럽게 움직일 수 있을 것. 세 번째는 골반이 틀어지지 않은 상태로 적절한 곳에 위치해 있을 것. 이 조건을 충족하면 한껏 올라간 입체감 있는 엉덩이를 만들 수 있다.

기준점 지키기가 곧
라인의 승부처

　엉덩이 스트레칭에서는 '늘려지는 힘'의 반대 방향으로 '누르는' 힘을 활성화해 엉덩이 관절과 근육을 자극시킨다. 효과를 높이려면 동작을 크게 하기보다 오히려 움직이지 않는 것이 더 중요하다. 왜냐하면 기준점이 되어야 할 부위를 움직이면 정작 움직여야 할 근육의 활동량이 줄어들고 말기 때문이다.

　엉덩이 스트레칭에서 움직이는 부위는 지금까지 쓰지 않았던 근육이다. 뇌는 되도록 합리적으로 움직이려는 경향이 있다. 그런 뇌의 특성 때문에 우리 몸은 움직이기 편한 근육만 사용해서 평소 쓰지 않는 약한 근육은 좀체 움직이려 하지 않는다. 게다가 기준점까지 움직이면 목표로 했던 근육의 활동량은 더 적어질 수

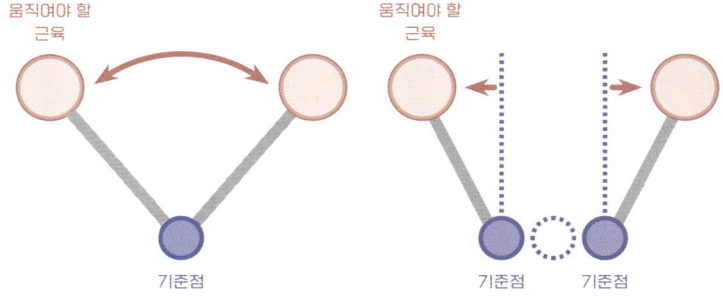

기준점이 어긋나면 근육 활동량은 줄어든다

엉덩이 스트레칭에서 중요한 점은 기준점을 움직이지 않는 것이다. 만일 움직여야 할 근육과 함께 움직여 기준점이 어긋나면 목표로 했던 근육의 활동량은 줄어든다.

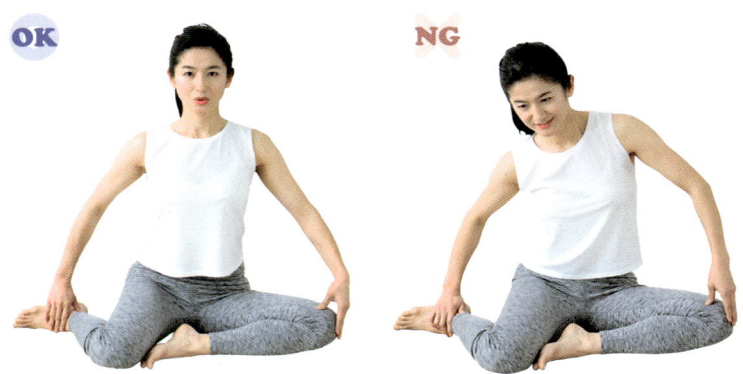

일단 동작이 작아야만 효과가 있다

사진 속 오른쪽 자세는 떠 있는 오른쪽 엉덩이를 아래로 눌러 골반 속근육을 자극하는 것이 목표다. 안정되어 있어야 할 어깨가 처지면 골반에 가야 할 자극은 급격히 줄어든다.

밖에 없다. 움직이기 쉬운 다른 근육을 써버리는 보상 동작마저 일어나고 만다.

보통 역동적으로 움직이면 효과가 좋을 것으로 생각하지만, 안정성까지 떨어뜨리며 움직인다면 아무런 의미가 없다. 보상 동작이 일어난다면 오히려 운동하지 않는 편이 나을 정도다. 그러니 잠시 쉬었다가 올바로 자세로 몇 번 하는 것이 더 효과적이다.

수업에서도 수강생들에게 '어깨가 처지지 않게 엉덩이에 무게를 싣는다'거나 '견갑골을 바닥에 댄 상태로 팔을 들어 올린다'와 같이 동작을 제한하는 것이 중요하다고 말한다. 이 책에 적어둔 주의사항 대부분도 기준점 안정을 위한 일이다. 어긋났던 기준점이 자리 잡히면 겉보기에는 동작이 작아 보이지만 효과를 노리는 부위에 제대로 자극이 온다. 그것이 곧 셀프 마사지 효과로 이어진다.

엉덩이 속,
숨겨진 나사를 자극하라

엉덩이 스트레칭으로 자극하고 싶은 부위 중 하나는 골반이다. 골반은 척추의 기준점이자 허벅지 대퇴골의 연결 부위다. 골반이 틀어지거나 느슨해지면 척추와 다리를 통해 전신에 악영향이 미친다.

골반은 골격의 핵심이다. 전신의 기준점이므로 골반 자체가 움직이기 쉽지 않은 구조로 이루어져 있다. 그래서 엉덩이 스트레칭에서는 고관절과 천장관절을 움직여 골반을 자극하고자 한다.

몸을 가위에 비유하면 고관절 등의 골반 관절은 중앙부의 나사에 해당한다. 나사가 느슨해지면 무언가를 자르기 힘들어지고, 녹이 슬면 뻑뻑해져 힘을 주어야만 가위를 움직일 수 있다. 가위

(손발)를 원활히 사용하려면 나사(관절)가 매끄럽게 움직여 적절히 조여져야만 한다.

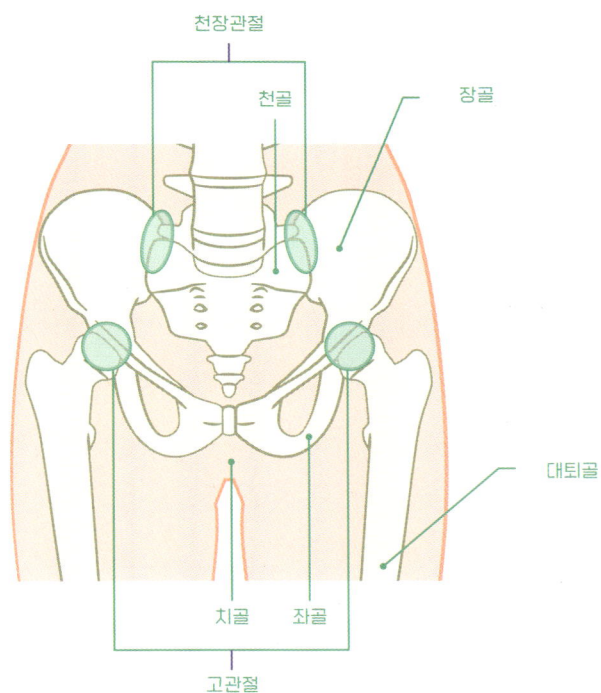

고관절과 천장관절을 움직인다

골반 자체를 움직이거나 조이기는 힘들지만, 고관절과 천장관절은 움직일 수 있다. 두 관절을 움직임으로써 틀어지거나 벌어진 골반을 교정할 수 있다.

심층부를 움직이면 보이는 바깥 효과

엉덩이 스트레칭으로 움직이려는 부위는 대요근이나 장골근 등의 심층부 근육(속근육)이다. 고관절과 천장관절을 움직이는 이유도 관절에 붙어 있는 속근육을 풀어주기 위해서다. 또 속근육을 풀어주면 그 자극이 균형 있게 바깥쪽까지 전달되는 파급 효과가 있다.

이렇게 되면 겉근육은 의식하지 않아도 자연스럽게 단련된다. 그 정도로 속근육과 겉근육은 밀접하게 관련되어 있고, 속근육을 쓸 수 있으면 균형 있게 겉근육까지 단련할 수 있다. 속근육은 미세하고 느린 자극에서 쉽게 단련되고 겉근육은 역동적인 동작에서 쉽게 단련되는 특징이 있다. 뇌가 겉근육을 움직이는 데만 열중하면 그것으로 만족을 느껴 속근육을 자극하려 들지 않는다. 결국 효율이 떨어지고 만다.

골반 심층부 근육

**원하는 자극 부위는
골반 속근육**

대요근, 장골근, 이상근(소둔근 안쪽)은 뼈를 안정시키는 데 필요한 근육이다. 이 속근육들을 제대로 쓰지 못하면 그만큼 겉근육이 도와주려는 구조로 되어 있다. 겉근육의 기준점이라고도 할 수 있으니 단련하면 해당 근육의 활동량을 늘릴 수 있다.

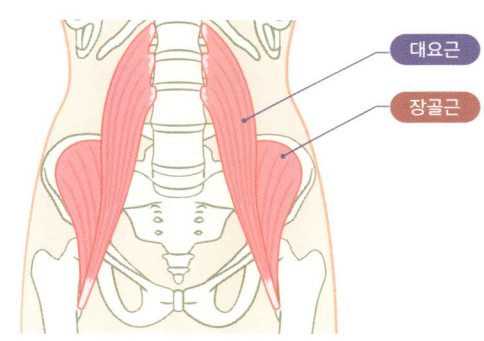

대요근
장골근

엉덩이 주요 근육

소전근

골반뼈 근처에 위치해 골반 속근육과 마찬가지로 뼈를 지탱해주는 근육이다. 중둔근을 움직이면 함께 움직인다.

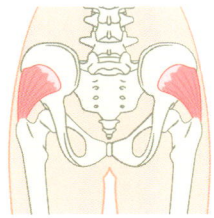

중전근

대전근 속과 엉덩이 옆에 붙어 있으며 골반을 받쳐주는 역할을 한다. 다리를 바깥쪽으로 회전시킴으로써 움직인다.

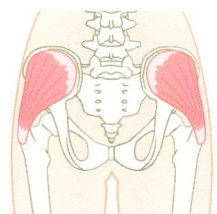

대전근

엉덩이 중에서 가장 큰 근육. 다리를 움직이는 데 사용하며 엉덩이가 올바로 설 수 있게 거들과 같은 역할을 한다.

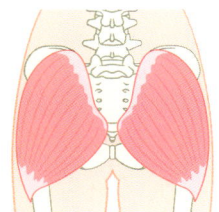

날숨으로 허리는 잘록하게, 골반은 쫀쫀하게

    엉덩이 스트레칭에서는 호흡과 함께 동작을 취하는 것이 중요하다. 왜냐하면 대요근이나 장골근 같은 속근육을 가장 많이 자극하는 방법이 호흡이기 때문이다.

    숨을 들이마시거나 내뱉을 때는 흉부와 복부를 가로막고 있는 횡격막이 위아래로 움직인다. 횡격막이 내려가 폐가 넓어지면 공기가 들어오고, 횡격막이 올라가 폐가 좁아지면 공기를 내보낸다.

    이처럼 속근육을 자극할 때는 내뱉는 숨이 중요하다. 횡격막은 해파리의 머리와 비슷한 구조로 되어 있다. 따라서 숨을 뱉을 때 횡격막이 올라가면 해파리의 다리에 해당하는 장요근도 올라간다. 이때 속근육이 가운데로 모이며 위로 늘어나는 것이 핵심이다. 장요근이 하나로 모이듯이 늘어나면 허리는 잘록해지고 골반은 조여진다.

호흡이 얕은 사람은 횡격막이 1.5~2cm 정도만 위아래로 움직인다. 하지만 호흡법을 단련하면 횡경막을 5~8cm 정도 움직일 수 있어 허리가 잘록해진다.

호흡의 다른 장점은 근육의 이완 효과다. 스트레칭을 할 때 통증을 느끼면 숨을 참아 근육이 경직되기 쉽다. 그럴 때 숨을 뱉으면 긴장이 풀리며 통증이 사라진다. 근육도 경직되는 일 없이 부드럽게 강화된다. 유산소 운동은 호흡하기가 편해서 이를 통해 살을 빼려면 시간이 걸린다. 하지만 엉덩이 스트레칭은 힘든 자세에서 참기 쉬운 숨을 강제로 뱉는 방법을 사용한다. 그 덕분에 빠른 시기에 놀라운 결과를 볼 수 있다.

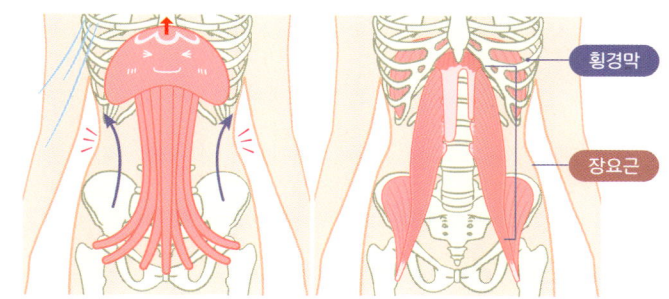

숨을 뱉을 때 속근육이 심층부부터 조여진다
숨을 뱉으면 횡격막이 올라감과 동시에 대요근과 장골근이 늘어난다. 이때 근육이 가운데로 올라가며 허리는 잘록해지고 골반은 조여진다.

성공 체험을 뇌에 심어주면
다이어트는 학습된다

　신체 불균형이 생기면 엉덩이 스트레칭을 했을 때 한쪽은 수월하게 할 수 있고 다른 한쪽은 하기 힘들 정도로 좌우의 차이가 느껴진다.
　수업에서는 좌우로 한 번씩 동작을 취한 뒤, 힘들다고 느낀 쪽부터 먼저 해보라고 한다. 그리고 나머지 하기 쉬운 쪽을 해주면 뇌는 그것을 성공 체험으로 입력해둔다. 이제 '성공'이라는 이미지를 심은 상태에서 다시 한번 힘든 쪽을 진행해보자. 분명 아까보다 수월하게 움직일 수 있다. 엉덩이 스트레칭을 할 때도 마찬가지다. 하기 힘든 쪽에 동작을 추가해주면 좌우의 차이를 쉽게 해결할 수 있다.

이처럼 뇌의 특성을 잘 사용하는 것은 다이어트에서 아주 중요하다. 좀처럼 살을 빼지 못하는 사람들은 공통적으로 자신이 살이 빠질 리 없다고 생각한다. 지금까지 실패해왔던 경험이 그렇게 만든 것이다. 그런 부정적인 에너지는 다이어트에 방해만 될 뿐이다. 무의식 중에도 자신의 실패를 증명하려 든다. 그리고 실제로 실패하면 '그럴 줄 알았어'라는 식으로 안도한다.

수업에서는 Before 사진을 찍어보거나 이번에는 성공했다는 사실에 초점을 맞춰 부정적 사고를 교정해나간다. 그렇게 자신의 성장을 객관적으로 확인할 수 있는 체험이 늘어나면 나도 살을 뺄 수 있다는 확신이 생겨 빠른 속도로 다이어트에 성공할 수 있다. 그러니 바디라인과 사이즈, 움직임의 변화 등을 민감하게 파악해 더 많은 성공 체험을 쌓아갈 수 있기를 바란다.

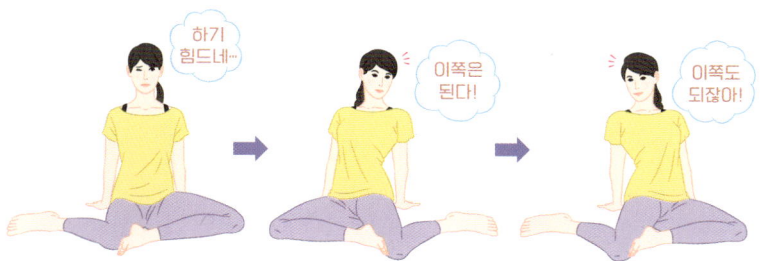

뇌에 '성공 버튼'을 입력한다
먼저 하기 힘든 쪽을 하고 난 뒤 쉬운 쪽을 진행해주면 뇌는 성공 체험으로 그 동작을 입력해둔다. 그러면 아까처럼만 움직이면 된다고 생각하게 되어 불가능한 동작도 수월하게 할 수 있다.

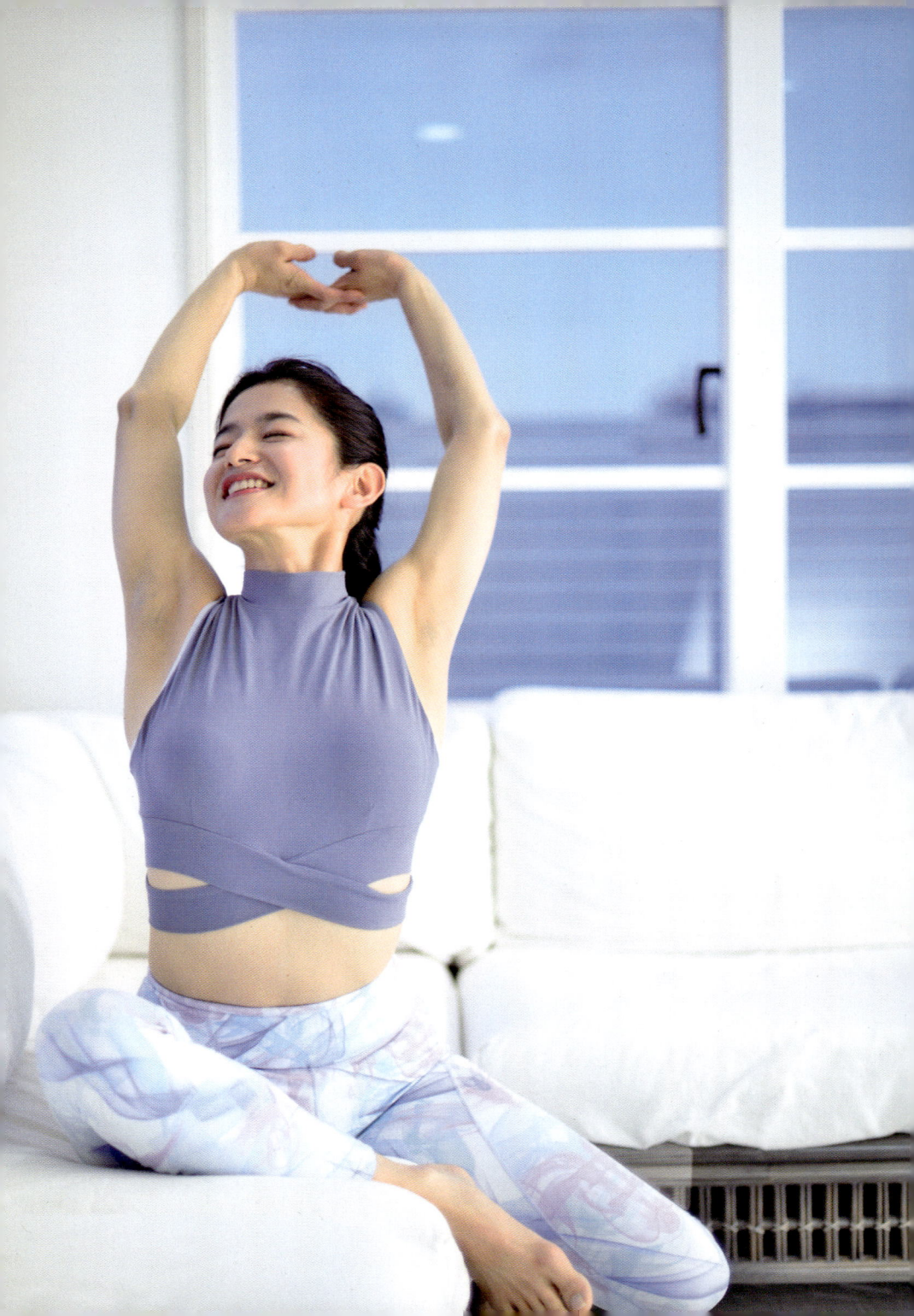

> 나오코의 한마디

수치 너머의 자신을 상상해보라

'살을 10kg 빼고 싶다'거나 '골반을 10cm 줄이고 싶다'처럼 목표를 수치화하면 객관적인 다이어트의 결과를 확인할 수 있다. 하지만 그보다는 목표치에 다다른 자신의 모습을 먼저 상상해보도록 하자. 예뻐진 얼굴로 사람들 앞에 나가 당당하게 이야기하거나, 비만으로 쉽게 짜증 내는 버릇에서 벗어나고 싶은 자신을 말이다. 본인이 되고 싶은 모습을 떠올리고 이를 실현했을 때의 감정을 상상해본다.

다이어트의 최종 목표는 아름다운 몸매가 아니다. 본인이 되고 싶은 모습이나 소중히 여기는 삶의 방식을 달성해 스스로 가치 있는 사람임을 느끼는 과정이 중요하다. 활기찬 인생을 위해서라면 다이어트의 메리트는 명확해진다. 수치 너머에 있는 자신을 좇다 보면 어느새 의욕적으로 다이어트에 임하는 자신을 만날 수 있을 것이다.

chapter 3.

체중과 밸런스를

한 번에 잡는

엉덩이 리커버리

동작

멘탈과 건강까지!
엉덩이 운동의 5가지 효과

어깨결림과 요통이 해소된다

엉덩이 근육을 움직이지 않으면 척추가 틀어진다. 그 결과, 등 근육은 쓸 수 없게 되어 어깨 근육으로 머리를 지탱하느라 불균형이 발생한다. 과도하게 사용되는 어깨와 허리 근육에 통증이 생길 수밖에 없는 것이다. 하지만 엉덩이를 바로잡은 후, 마사지 숍에 발길을 끊었다는 사람들이 많다.

피로감이 줄어든다

엉덩이 스트레칭으로 사용하지 않던 근육을 움직이면 이곳에 가해지는 힘이 분산되어 피로를 쉽게 느끼지 않는다. 또 근육의 활동량이 늘어나 뇌의 불균형이 해소되어 수면의 질이 한층 향상된다. 그러면 다음 날 아침에도 개운하게 일어날 수 있다.

변비가 해소된다

엉덩이 근육이 느슨해지면 골반이 벌어져 내장이 처진다. 그렇게 아래로 눌려버린 장은 움직임이 안 좋을 수밖에 없다. 이때 엉덩이 스트레칭으로 골반을 조여주면 장이 원래 위치로 돌아가 원활히 운동할 수 있다.

생리통이 줄어든다

골반이 벌어져 내장이 처지면 눌린 자궁의 혈류가 저하된다. 심하면 자율신경과 호르몬의 균형이 무너져 생리통이나 월경전증후군 등의 불쾌한 증상이 나타날 수 있다. 물론 엉덩이만 바로잡아주면 자궁의 위치는 되돌아오고 생리통 감소도 기대할 수 있다.

긍정적 사고가 높아진다

'왜 난 저런 몸매가 될 수 없을까.' 다이어트 중에는 타인과 자신을 비교하며 우울감에 빠지기 쉽다. 하지만 엉덩이 스트레칭에서의 비교 대상은 얼마 전의 나, 오직 자기 자신뿐이다. 따라서 동작의 성공에 초점을 맞춘다면 자신감은 한없이 올라갈 것이다.

체중과 체형을 정복하는
단 하나의 비결

　몸의 토대가 되는 엉덩이를 바로잡아주면 신체 불균형은 말끔하게 해소된다. 전혀 쓰지 않던 근육과 과도하게 쓰던 근육의 활동량 차이가 사라지며 전신 근육을 균형 있게 사용할 수 있게 되는 것이다. 그러한 영향은 하반신과 뱃살이 빠지는 데 그치지 않는다. 일부 근육에 힘이 실려 발생했던 요통과 어깨결림이 개선되고, 혈류와 림프액의 흐름이 좋아져 냉증과 피로도 함께 사라진다.

　또 엉덩이를 바로잡아주면 평소 신경 쓰이던 부위도 빠르게 감량할 수 있다. 왜냐하면 기준점으로서의 엉덩이가 안정되면 다른 부위의 근육 활동량이 극적으로 늘어나기 때문이다.

부분 감량과 불균형 개선 MAP

엉덩이 스트레칭은 특정 부위의 감량이나 불균형 개선에 효과적이다. 해당되는 부위를 선택해 진행해보도록 하자.

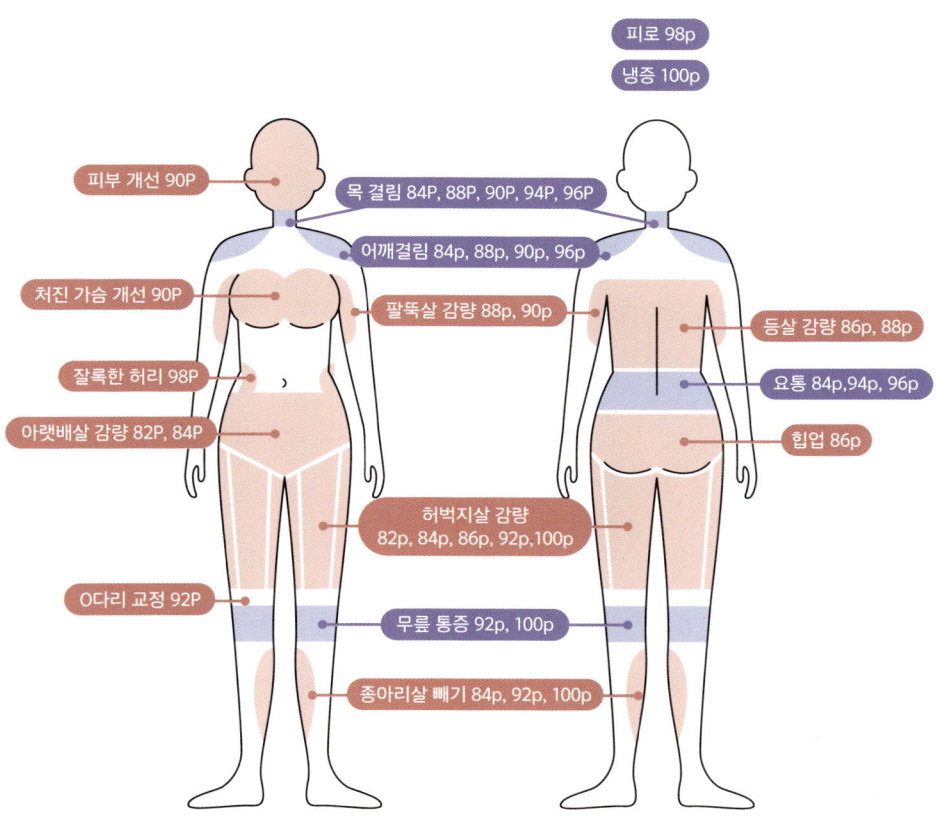

82쪽에서는 부분 감량 및 불균형 개선에 효과적인 방법을 소개하고 있다. 이제 본격적으로 엉덩이 스트레칭을 진행해보도록 하자.

모든 근육은
1개당 1kg의 피로를 원한다

　잠들어 있던 근육을 깨워 활동량을 늘려주면 그만큼 피로가 쉽게 쌓일까? 사실 그 반대다. 근육을 균형 있게 쓸 수 있을 때 몸은 더 피로해지지 않는다. 왜냐하면 피로는 근육이 아니라 뇌가 느끼기 때문이다.

　예를 들어 50kg의 힘을 50개의 근육으로 지탱하면 근육 1개당 1kg의 무게를 지탱하게 된다. 하지만 움직이는 근육이 1개뿐이면 그 1개의 근육으로 50kg의 무게를 지탱해야 한다. 근육 일부만 움직이더라도 마찬가지다. 뇌가 이 이상 위험하다고 판단하면 전신에 피로 신호를 보낸다. 그러면 49개의 근육이 쓰이지 않더라도 피로감을 느끼게 된다.

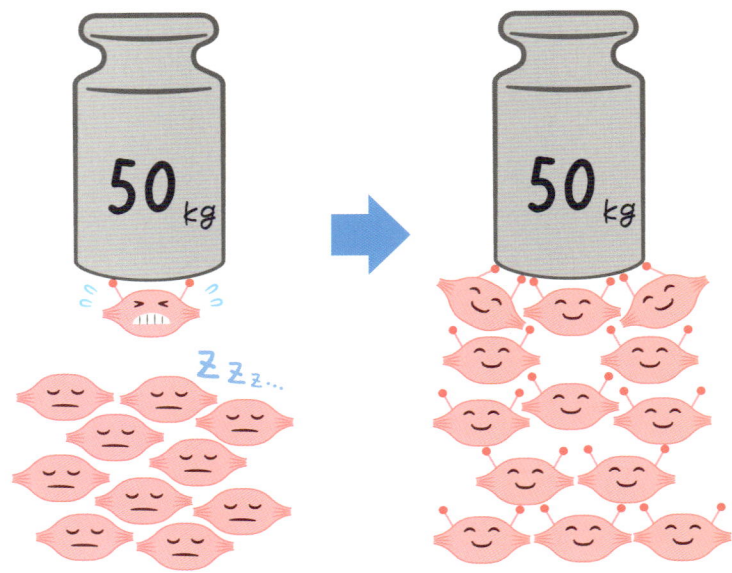

움직이는 근육이 많을수록 피로는 쌓이지 않는다
근육에 가해지는 힘이 세지면 뇌가 위험을 감지해 피로 신호를 보낸다. 이때 쓰지 않던 근육이 움직여 힘을 분산해주면 지금보다 훨씬 피로가 덜 쌓인다.

 이처럼 1개만 움직였던 근육이 50개로 늘어나면 힘은 분산된다. 이론상 각각의 근육이 50배를 움직일 수 있다는 뜻이다.
 그뿐 아니다. 전신 근육을 쓰면 수면의 질도 향상된다. 지금까지 뇌가 느낄 정도로 피로가 쌓이지 않았기 때문에 잠이 쉽게 들지 않거나 얕게 들었을 가능성이 있다. 실제 수업을 듣는 수강생들은 몸이 한결 개운하다고 감탄하며 잠이 잘 온다고 입을 모아 말한다. 또한 엉덩이를 바로잡아주면 내장이 제 위치로 돌아가 신체 기능은 물론 혈액 순환도 함께 좋아진다.

아무리 자도 피곤이 풀리지 않는다, 만성 피로 때문에 매일 짜증이 난다, 변비와 피부 트러블이 심하다, 항상 손과 발이 차갑다 등등…. 엑스레이로는 알 수 없는 신체 불균형이 완벽하게 해결된다. 본래 지니고 있어야 할 미소와 활기를 되찾을 수 있다는 소리다.

십자로 몸을 당기면 뱃살은 제로화된다

아랫배살 빼기

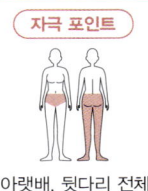

아랫배, 뒷다리 전체

배를 바닥에 눌러주는 힘과 다리를 차올리는 힘으로 아랫배와 허벅지 뒷근육을 자극한다. 주의해야 할 점은 어깨 힘으로 다리를 끌어내리지 말아야 한다는 것이다. 보통 엉덩이 근육이 약해져 있으면 상반신에서 보상 동작이 일어나기 쉽다. 무릎만 구부리면 되는 동작을 손의 힘을 빌리려는 것과 같다. 손은 어디까지나 보조적인 역할로 생각해두자. 엉덩이와 배에 힘을 주면 상반신에 힘이 들어가지 않아 어깨가 편안해지는 것을 느낄 수 있다.

① 발에 타월을 건다
위를 보고 눕는다. 오른쪽 무릎을 가슴으로 가까이 붙인 다음 발바닥에 타월을 걸어 양 끝을 두 손으로 잡는다.

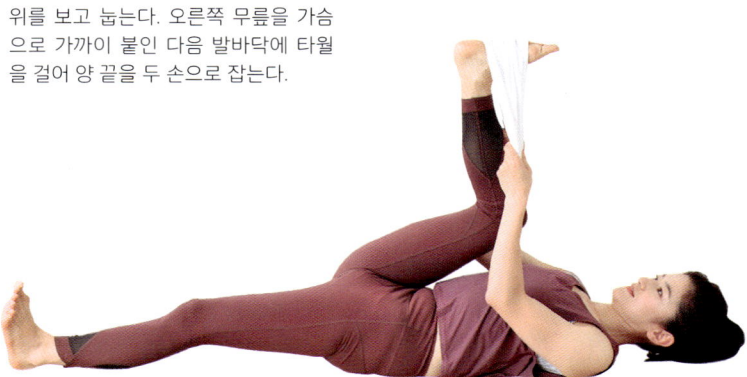

Tip

NG

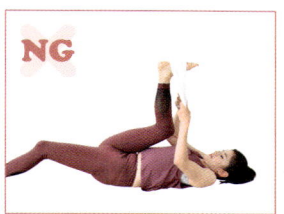

절대 어깨 힘으로 잡아당기지 않는다.

다른 사람의 도움을 받을 때

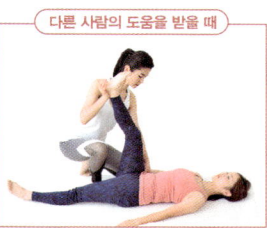

다른 사람이 고관절을 누를 때 다리를 위아래로 늘려준다.

몸을 십자로
당기듯이

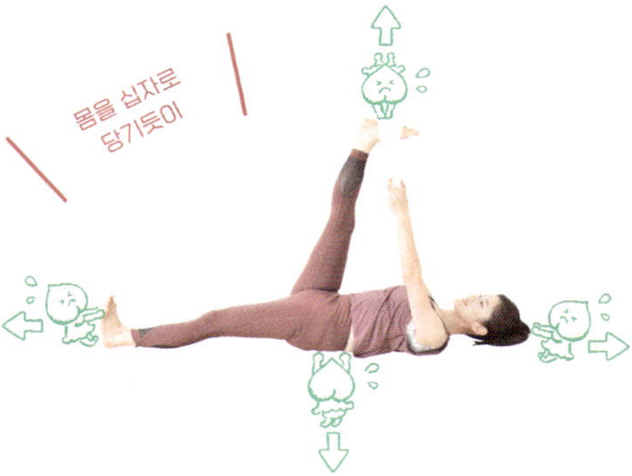

② 발을 차올린다

숨을 뱉으면서 배에 힘을 주고 오른발을 천천히 차올린다. 차올릴 때 오른발과 엉덩이, 머리와 왼발로 각각 당기는 힘을 느낀다. 반대쪽도 같은 동작을 반복한다. **좌우 각각 5~7회 호흡**

후우~
복근으로 바닥을 누른다

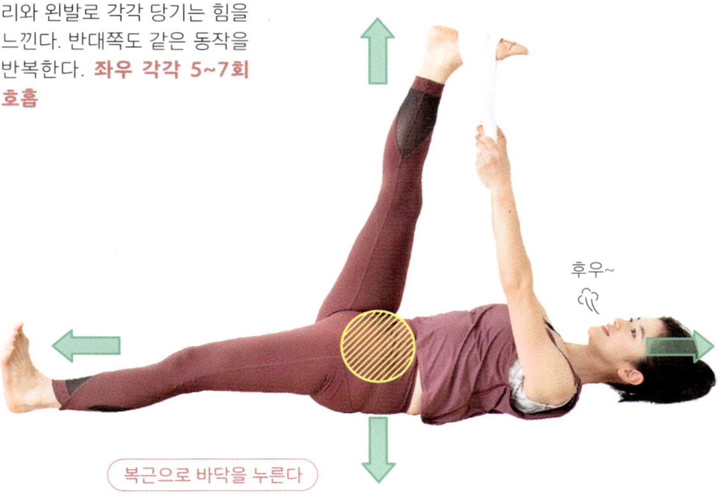

슬리밍 B

타월 하나로 허벅지 지방을 매끈하게

허벅지살 빼기

자극 포인트

뒷다리 전체, 척추, 고관절

한쪽 발끝과 반대쪽 허리를 서로 끌어당겨 뒷다리 전체를 자극하는 동작이다. 오른쪽 ②번 동작은 허리, 팔, 관자놀이를 몸 왼쪽으로 잡아당겨 오른쪽 고관절과 발바닥을 스트레칭하고 있다. 굳어버린 고관절을 풀어 하반신 뒤쪽을 자극해주면 허벅지가 매끈해진다. 척추나 목 디스크 등 전신의 불균형도 교정할 수 있다. 허리를 바닥에 붙이는 동작은 아랫배를 조여주는 효과도 크다.

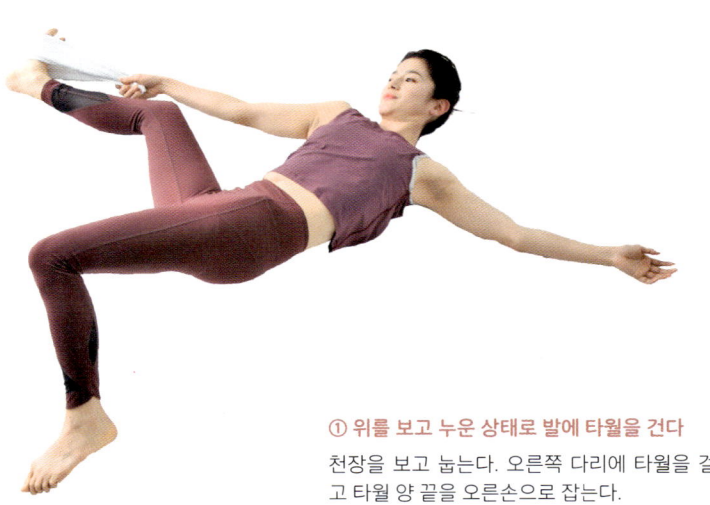

① 위를 보고 누운 상태로 발에 타월을 건다
천장을 보고 눕는다. 오른쪽 다리에 타월을 걸고 타월 양 끝을 오른손으로 잡는다.

Tip

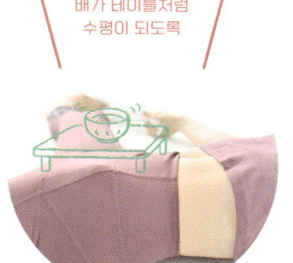

배가 테이블처럼 수평이 되도록

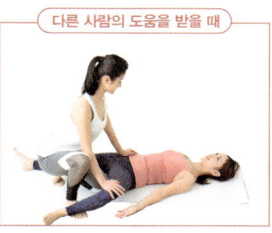

다른 사람의 도움을 받을 때

반대쪽 허리가 뜨지 않도록 무릎을 눌러 다리를 스트레칭한다.

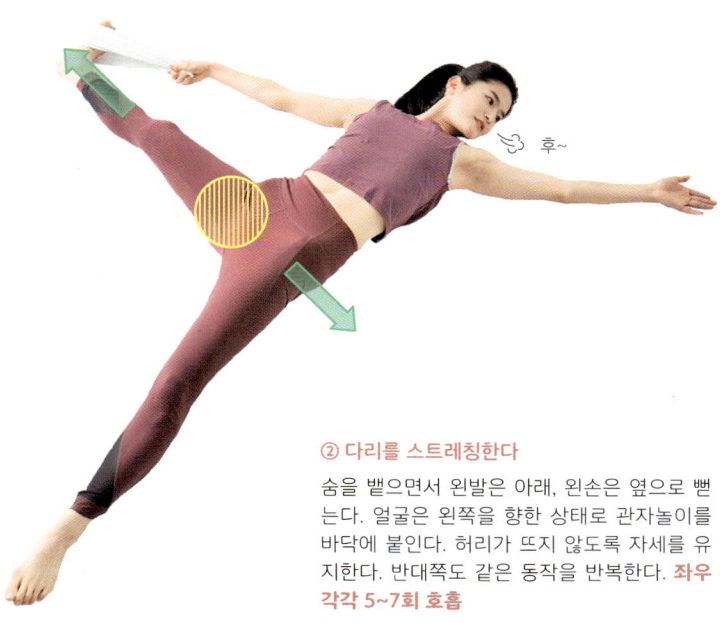

후~

② **다리를 스트레칭한다**

숨을 뱉으면서 왼발은 아래, 왼손은 옆으로 뻗는다. 얼굴은 왼쪽을 향한 상태로 관자놀이를 바닥에 붙인다. 허리가 뜨지 않도록 자세를 유지한다. 반대쪽도 같은 동작을 반복한다. **좌우 각각 5~7회 호흡**

밸런스 운동으로 탐나는 슬랜더 뒤태를

등살 빼기

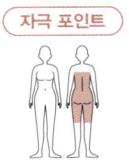

자극 포인트

등, 엉덩이, 허벅지 뒤

다리를 차올리는 힘으로 상체를 뒤로 젖혀 등 뒷근육을 자극한다. 엉덩이를 제대로 쓰지 못하면 몸이 기울어 손발이 올라갈 수 있다. 최대한 버티면서 중심을 유지해보자. 동작이 좌우 대칭이 아니더라도 중심을 가운데 두면 엉덩이와 등, 허벅지 뒤쪽에 효과적이다. 중심이 앞으로 쏠리려 할 때는 팔로 상체를 일으키지 않는다. 이제 준비가 되었다면 다리를 차올리는 힘으로 상반신을 최대치로 끌어 올린다.

① 엎드린 자세에서 발목을 잡는다

엎드리는 자세를 취한다. 그다음 왼쪽 무릎을 구부려 왼손으로 발목을 잡는다. 오른팔은 팔꿈치까지 바닥에 붙여 상체를 지탱한다.

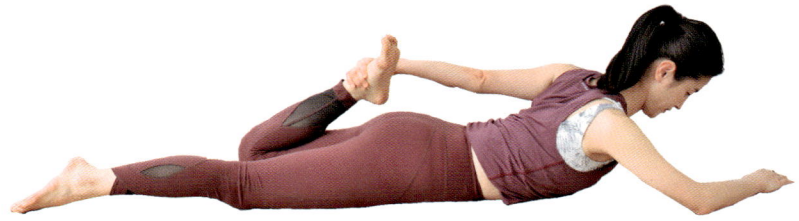

Tip

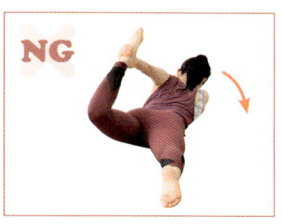

오른쪽으로 쓰러지지 않도록 한다.

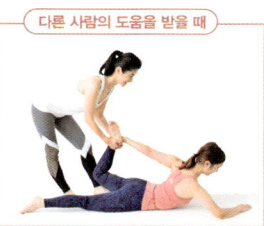

엎드린 자세에서 다른 사람이 손발을 잡아당기는 힘으로 등을 젖힌다.

지지대를 세우듯이 척추를 곧게

② 다리를 차올려 상체를 젖힌다

숨을 뱉으면서 다리를 뒤로 차올려 상반신을 들어 올린다. 이때 몸이 오른쪽으로 기울지 않도록 주의한다. 반대쪽도 같은 동작을 반복한다. **좌우 각각 3~5회 호흡**

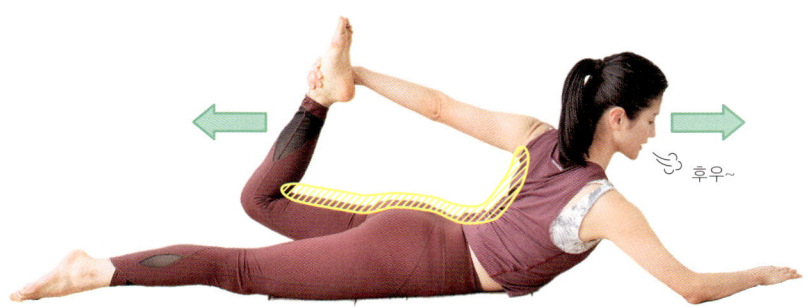

후우~

무게중심만 옮기면 팔은 마법처럼 가늘어진다

팔뚝살 빼기

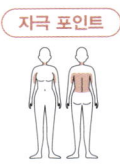

자극 포인트

양팔, 목, 등 전체

팔을 흔들 때 몸 앞쪽으로 팔이 오면 팔뚝살이 덜렁거린다. 즉 팔뚝살을 빼려면 팔을 뒤로 뻗어야만 한다. 하지만 견갑골 주변이 굳어 있으면 팔을 뒤로 뻗을 수 없다. 따라서 견갑골의 근막과 근육을 풀며 팔을 뒤로 뻗는 동작이 필요하다. 굳은 어깨나 새우등 교정, 어깨결림이나 목 디스크, 불면증으로 생기는 만성 트러블에도 효과적이다.

① 벽이나 문 모서리에 손을 가져다 댄다
벽이나 문 모서리에 왼손을 가져다 댄 채 선다. 왼발은 앞쪽, 오른발은 뒤쪽으로 보내 다리를 상하로 벌린다.

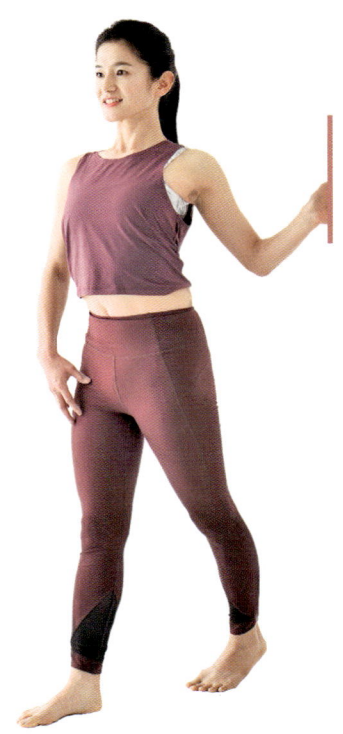

> Tip

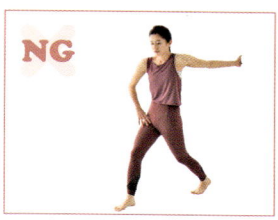

엉덩이에서 절대 힘을 빼지 않는다.

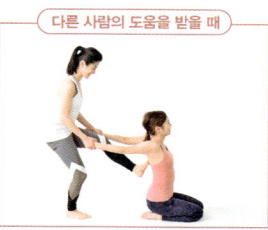

등을 누른 상태로 양팔을 뒤로 당겨 견갑골을 풀어준다.

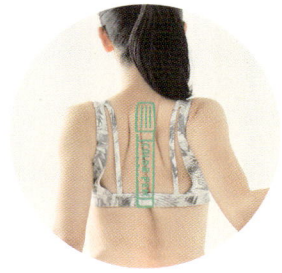

등으로 펜을 잡듯이

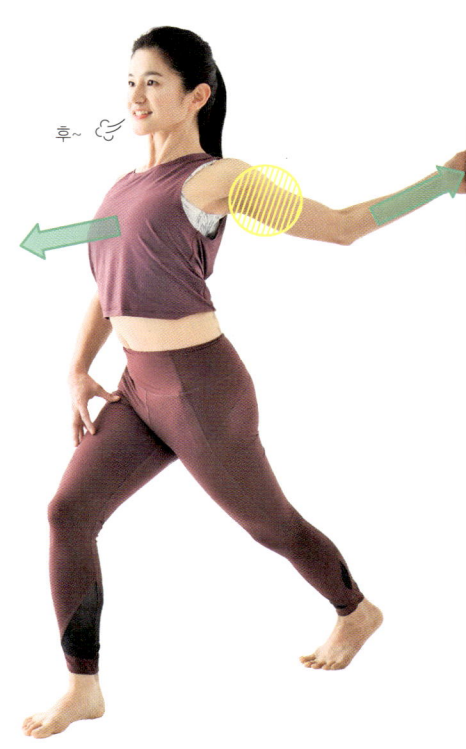

② **손을 고정한 채 중심을 앞으로**

모서리를 잡은 상태로 앞발에 체중을 실어 자세를 유지한다. 견갑골이 척추 쪽으로 꽉 조이는지를 느껴보자. 가슴을 오른쪽 대각선으로 내밀면 견갑골이 더 조여진다. 반대쪽도 같은 동작을 반복한다. **좌우 각각 3~5회 호흡**

밸런스 A

봉긋한 가슴의 비밀은 등 뒤에 있다?

가슴 리프팅

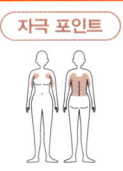

자극 포인트

등 전체, 양팔, 겨드랑이

한껏 올라간 가슴을 만드는 데 효과적인 방법은 등근육을 골고루 쓰는 것이다. 하지만 어깨 근육만 잔뜩 혹사하고 다른 등근육은 쓰지 않는 사람이 많다. 이럴 때 타월을 활용해 등 위쪽을 풀어주고 아래쪽을 단련할 수 있다. 자극받은 겨드랑이로 림프액이 흐르면 피부 개선 효과도 기대할 수 있다.

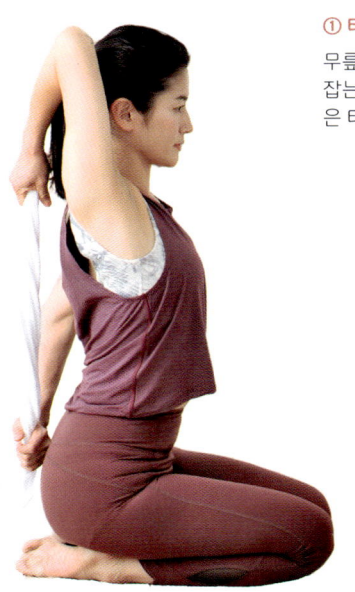

① 타월을 등 뒤에서 비틀어 쥔다

무릎을 꿇고 앉아 머리 위로 타월을 잡는다. 이어서 반대쪽 손을 뻗어 남은 타월 끝을 세로로 잡아당긴다.

Tip

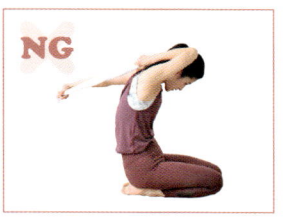

위에 있는 손도 멀리 떨어뜨리지 않으면 안 된다.

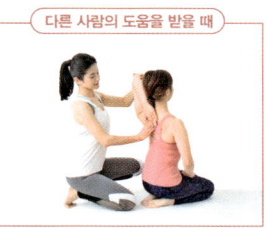

다른 사람의 도움을 받을 때

견갑골을 고정한 상태에서 팔꿈치를 누르며 등근육을 수축시킨다.

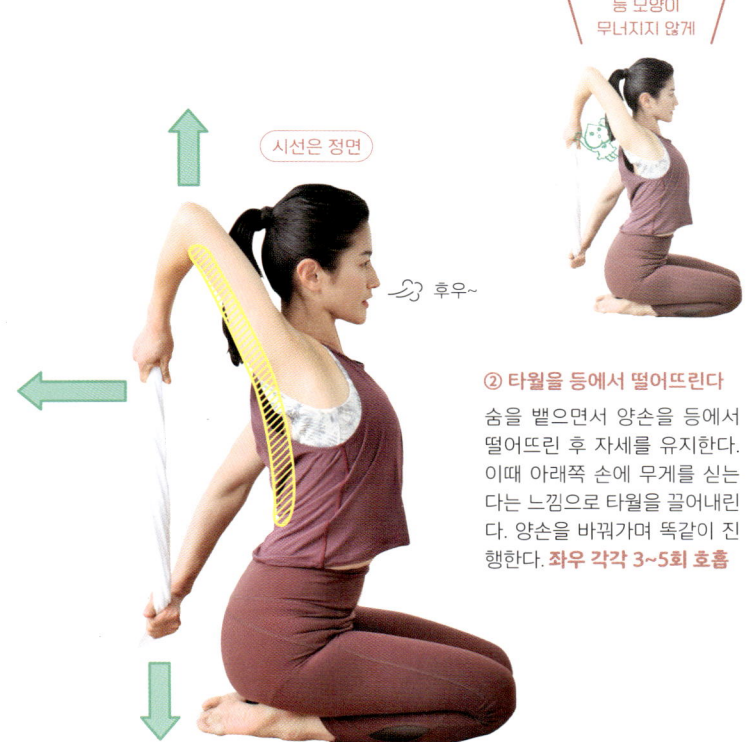

등 모양이 무너지지 않게

시선은 정면

후우~

② 타월을 등에서 떨어뜨린다

숨을 뱉으면서 양손을 등에서 떨어뜨린 후 자세를 유지한다. 이때 아래쪽 손에 무게를 싣는다는 느낌으로 타월을 끌어내린다. 양손을 바꿔가며 똑같이 진행한다. **좌우 각각 3~5회 호흡**

밸런스 B

발끝만 들어 올려도 원하는 일자 다리로

O다리 교정

자극 포인트

다리 안쪽과 뒤쪽, 등 전체

O다리인 사람은 무릎이 안쪽으로 돌아가 고관절이 굳어 있다. 중심이 엄지발가락에 치우쳐 있어 새끼발가락을 쓰지 않는다는 특징이 있다. 엉덩이 스트레칭으로 모든 발가락에 체중을 실어 무릎을 바깥으로 여는 연습을 해보자. 특히 X다리 변형으로 고민 중이거나 무릎 통증을 앓는 사람들에게 좋다. 등근육 힘으로 균형을 잡기 때문에 등에 있는 군살이 함께 빠진다는 장점이 있다.

① 벽에 손을 짚고 선다

벽 앞에 서서 팔은 앞으로 뻗고 가볍게 팔꿈치를 굽힌다. 이때 손끝이 살짝 닿도록 벽과의 거리를 조절한다.

Tip

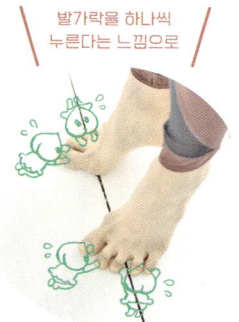

발가락을 하나씩 누른다는 느낌으로

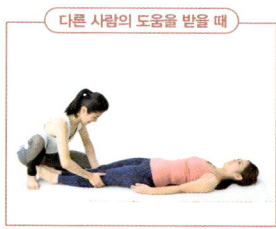

다른 사람의 도움을 받을 때

양다리를 바깥쪽으로 회전시켜 무릎끼리 꽉 눌러 붙인다.

② 발끝으로 선다

뒤꿈치를 들어 올려 발끝으로 선다. 이때 양 뒤꿈치가 떨어지려 하겠지만, 가능한 붙인다는 생각으로 동작을 취한다. 모든 발가락에 균형 있게 체중을 싣는다. 고관절이 바깥쪽으로 회전되고 있음을 느낀다. 숨을 뱉으며 자세를 유지한다. **3~5회 호흡**

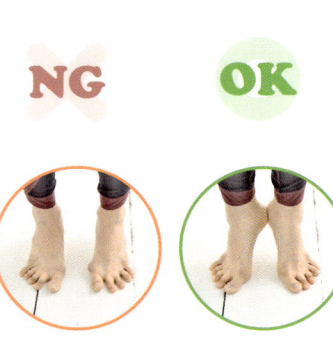

NG OK

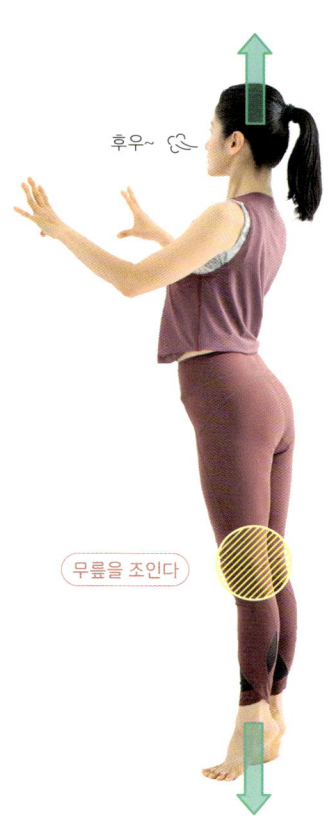

후우~

무릎을 조인다

밸런스 C

엉덩이로 요통을 잡는 가장 쉬운 운동법

디스크 예방

자극 포인트

허리, 엉덩이, 목

허리만 둥글게 말면 평범한 스트레칭이지만, 손힘으로 팽팽하게 버티면 굳은 허리를 풀어주는 마사지 효과를 얻을 수 있다. 또 엉덩이를 옆으로 트는 것만으로도 일상에서 움직이기 힘든 중둔근과 소둔근을 자극할 수 있다. 골반 조이기에도 도움이 된다. 엉덩이 주변 근육을 이완하는 데 효과적이므로 다른 스트레칭 마지막에 이 동작을 추가하면 좋다.

① 허리를 둥글게 말아 팔을 뻗는다
무릎을 꿇은 상태로 상체를 기울여 팔을 앞으로 뻗는다. 허리를 숙인다는 느낌으로 둥글게 말아준다.

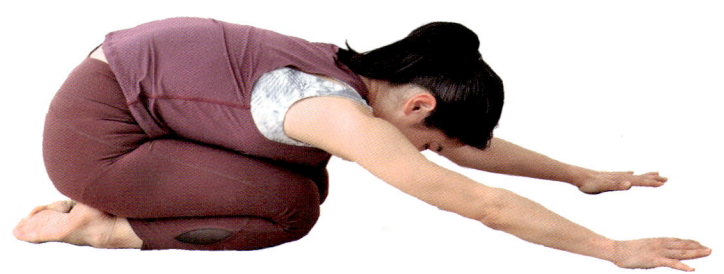

Tip

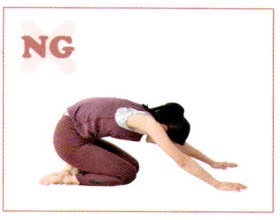

상체를 깊숙이 숙이지 않으면 안 된다.

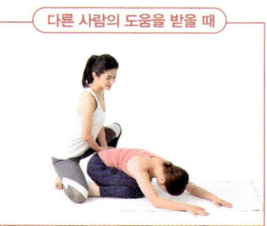

다른 사람의 도움을 받을 때

상체를 숙인 상태에서 엉덩이를 움직인다. 허리를 지그시 눌러 등 전체를 풀어준다.

② 엉덩이를 내려 손을 밀어낸다

엉덩이를 왼쪽으로 틀어줌과 동시에 상체를 오른쪽으로 회전한다. 엉덩이가 밑에 닿으려는 것을 바닥을 누르는 손의 힘으로 밀어낸다. 왼쪽 엉덩이가 이완되는 것을 느끼며 자세를 유지한다. 반대쪽도 같은 동작을 반복한다. **좌우 각각 3~5회 호흡**

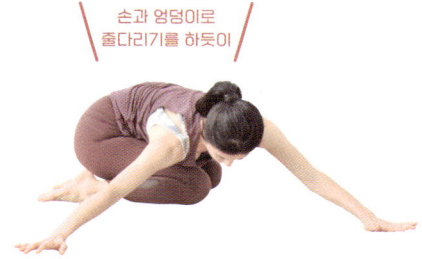

손과 엉덩이로 줄다리기를 하듯이

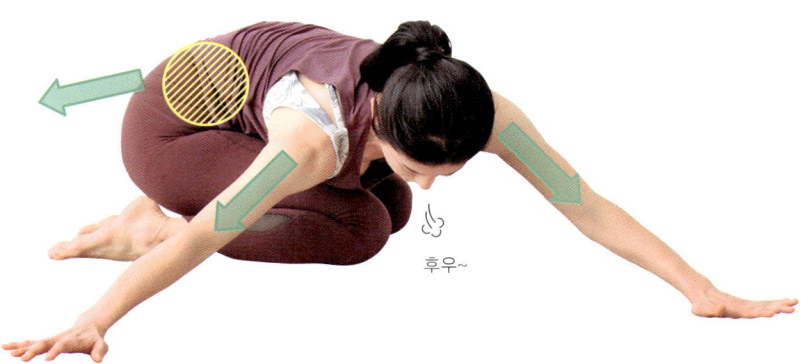

후우~

밸런스 D

손발을 크게 쓸수록 치유의 힘은 2배

어깨결림 완화

자극 포인트

척추, 견갑골, 천장관절

척추 틀어짐이나 몸 측면의 수축, 견갑골이 나쁜 경우 어깨결림이 온다. 척추를 부드럽게 풀어 몸의 측면을 이완해보자. 오른쪽 ②번 동작은 왼쪽 무릎과 어깨가 서로 비틀려 당겨지며 틀어진 척추가 교정된다. 손으로 발끝을 쥐고 원을 만드는 것이 핵심이다. 원 안쪽에 있는 모든 근육이 자극을 받기 때문에 원을 크게 만들수록 척추를 교정하려는 힘이 강해진다.

① 위를 보고 누워 다리를 꼰다

위를 보고 누운 상태에서 양 무릎을 세운다. 이어서 왼발을 오른쪽 무릎에 얹어 다리를 꼰다. 상반신에 힘이 들어가지 않도록 주의한다.

> Tip

손과 발로
원을 크게

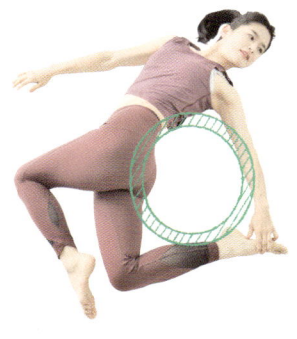

다른 사람의 도움을 받을 때

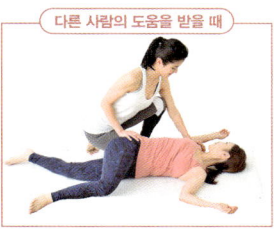

어깨를 누른 상태에서 손으로 엉덩이를 비틀어 척추와 견갑골을 풀어 준다.

② 하반신을 쓰러뜨려 척추를 비튼다

양 무릎을 오른쪽으로 쓰러뜨린 상태에서 왼손으로 오른쪽 발끝을 잡는다. 숨을 뱉으며 왼쪽 무릎을 바닥에 붙인다. 척추가 견갑골과 가까워지는지를 느끼며 자세를 유지한다. 반대쪽도 같은 동작을 반복한다. **좌우 각각 3~5회 호흡**

얼굴은 왼쪽을 향한다

후우~

팔꿈치를 붙인다

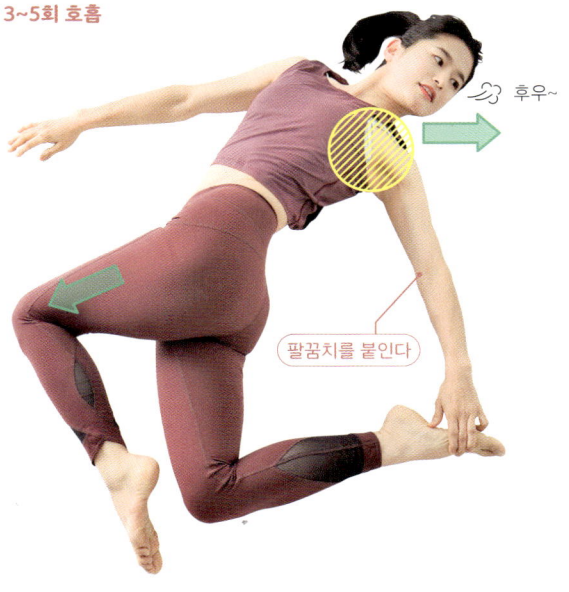

완벽한 휴식 자세로 묵은 피로를 한 방에

만성피로 해소

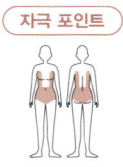

몸 측면, 골반, 허리

피로의 가장 큰 원인은 신체 불균형에 있다. 신체 불균형으로 일부 근육에 힘이 집중되면 쉽게 피로를 느끼게 되는 것이다. 이럴 때 몸 측면을 이완하는 엉덩이 스트레칭으로 우리 몸의 신체 불균형을 해소해보자. ②번 동작처럼 몸을 왼쪽으로 기울이면 오른쪽 다리가 짧아진다. 그때 왼쪽 다리와 똑같은 길이를 만든다고 의식하며 동작을 취하는 것이 비결이다. 고관절부터 근육이 이완되며 틀어진 골반이 교정된다. 한편 몸 반대쪽은 수축되므로 허리가 잘록해진다.

① 위를 보고 눕는다

위를 보고 누운 상태에서 몸을 발끝까지 곧게 뻗는다. 양손을 머리 위로 올려 왼손으로 오른쪽 손목을 잡는다.

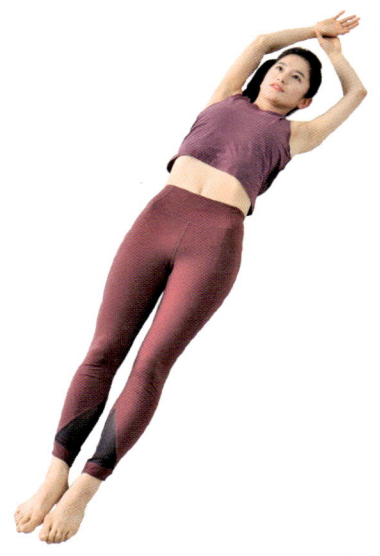

Tip

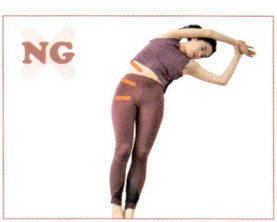

엉덩이가 뜨지 않도록 주의한다.

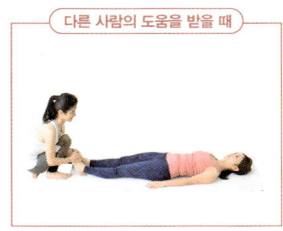

양다리의 길이를 확인한다. 짧은 쪽 다리를 잡아당겨 좌우 차이를 교정한다.

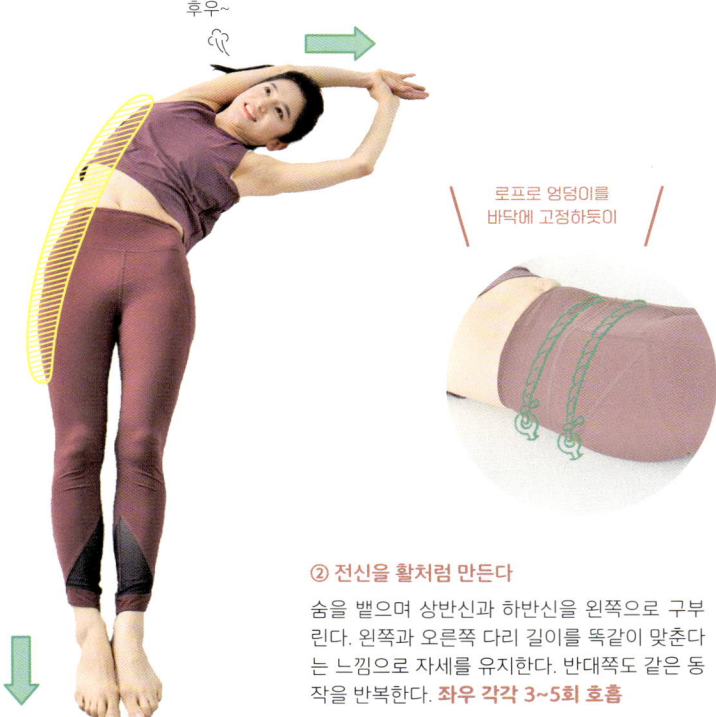

후우~

로프로 엉덩이를 바닥에 고정하듯이

② 전신을 활처럼 만든다

숨을 뱉으며 상반신과 하반신을 왼쪽으로 구부린다. 왼쪽과 오른쪽 다리 길이를 똑같이 맞춘다는 느낌으로 자세를 유지한다. 반대쪽도 같은 동작을 반복한다. **좌우 각각 3~5회 호흡**

밸런스 F

발끝으로 피를 보내면 몸은 뜨거워진다

냉증 치료

자극 포인트

몸의 측면, 골반, 허리

다리 관절이 굳어 근육을 쓰지 못하면 발끝으로 갈 혈류가 정체되어 냉증이 심해진다. 발끝을 크게 회전시켜 고관절, 무릎관절, 발목을 움직여보자. 일상생활에서는 다리를 회전시킬 일이 적으니 이 동작을 마음먹고 시도해봐도 좋다. 다른 사람의 도움을 받을 때는 발끝을 바깥으로 향하도록 누르며 회전시키지만, 혼자 진행할 때는 새끼발가락에 무게를 싣는다는 느낌으로 동작을 취한다. 조여진 엉덩이를 기준점으로 새끼발가락에 무게를 실어 동작해보자.

① 위를 보고 누워 엉덩이를 조인다
위를 보고 누운 상태로 다리를 벌린다. 엉덩이를 최대한 조이고 발끝까지 힘을 준다.

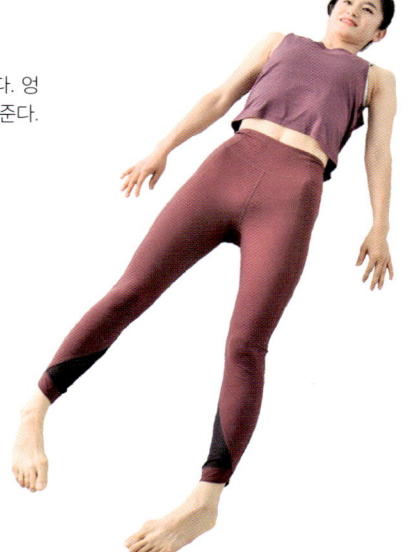

> Tip

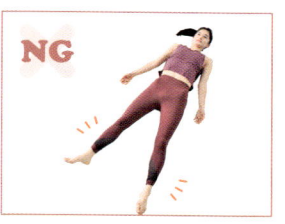

회전하는 크기가 너무 작지 않도록 주의한다.

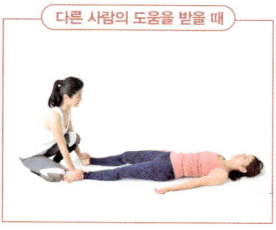

다른 사람의 도움을 받을 때

발끝을 벌려 바닥에 눌러 붙이고 발목을 크게 회전시켜 움직인다.

② 발끝을 크게 회전시킨다

발가락을 천천히 바깥쪽으로 회전시킨다. 발목과 무릎을 모두 움직여도 좋다. 고관절의 움직임을 느끼면서 크게 동작을 반복한다. **5~7회 호흡**

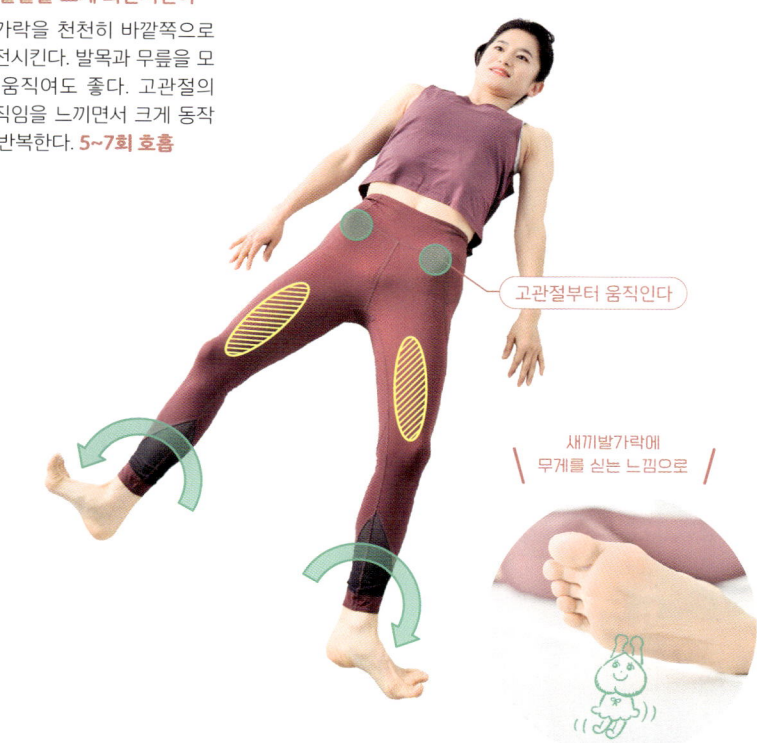

고관절부터 움직인다

새끼발가락에 무게를 싣는 느낌으로

눈으로 확인하는 생생한 성공 풀스토리

완벽한 핫바디!
출산 반년 만에 몸무게를 회복했어요!

H 씨 (30대·회사원)

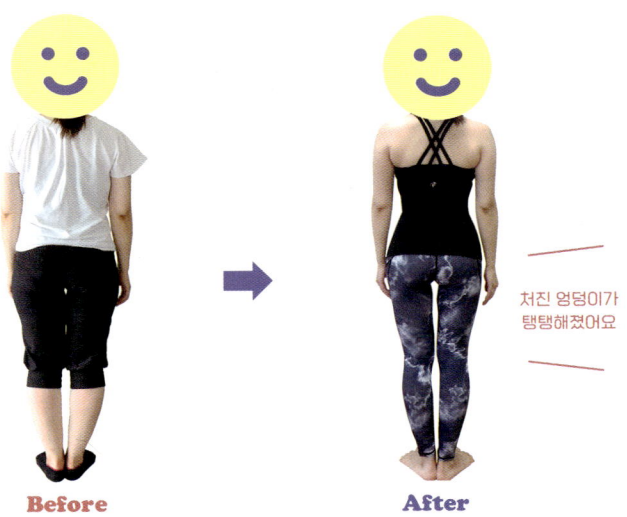

처진 엉덩이가 탱탱해졌어요

Before → **After**

신장 156cm	BEFORE	AFTER	성과
체중	64.0kg	52.5kg	**-11.5kg**
체지방률	32.0%	28.0%	**-4.0%**
허리	82.0cm	70.0cm	**-12.0cm**
골반 주변	106.0cm	94.0cm	**-12.0cm**

기간 3개월   빈도 주 2회 70분 수업 + 매일 틈틈이 총 20분

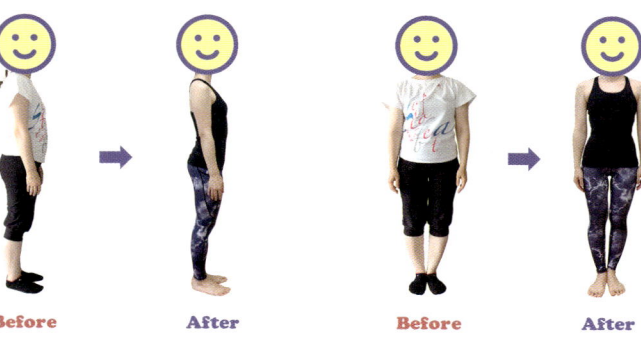

Before → After
3개월 만에 XL사이즈에서 M사이즈가 되었어요.

Before → After
뱃살부터 빠지더니 잘록한 허리를 얻었어요.

    출산 후 살은 빠지지 않고 골반이 벌어진 상태였어요. 허리뼈 위로 바지가 올라가지 않아 나오코 선생님의 수업을 듣기 시작했습니다. 운동신경이 없었던 탓에 고관절을 푸는 것조차 힘이 들었어요. 몸이 얼마나 굳어 있는지 알 수 있었죠. 한편으로는 개인 트레이닝 같은 힘든 근력운동이 아니어서 정말 살을 뺄 수 있을지 의문이 들었어요. 그런데 1개월 차부터 변화가 생겼습니다. 우선 피로가 쌓이지 않았어요. 요통 때문에 항상 옆으로 잠을 잤는데 똑바로 누워 잘 수 있게 되었죠. 욕실 거울에 비친 모습을 보고 뱃살이 빠졌다는 사실을 깨달았습니다. 엉덩이 스트레칭이 어디 좋은지 이론적으로 설명해주신 선생님 덕분에 혼자서도 효과적인 동작을 취할 수 있었어요. 몸매 관리는 곧 나를 만나는 시간이었습니다.

허리 -8cm, 체중 -6kg!
이중턱이 말끔히 없어졌어요!

하루나오 씨 (30대·회사원)

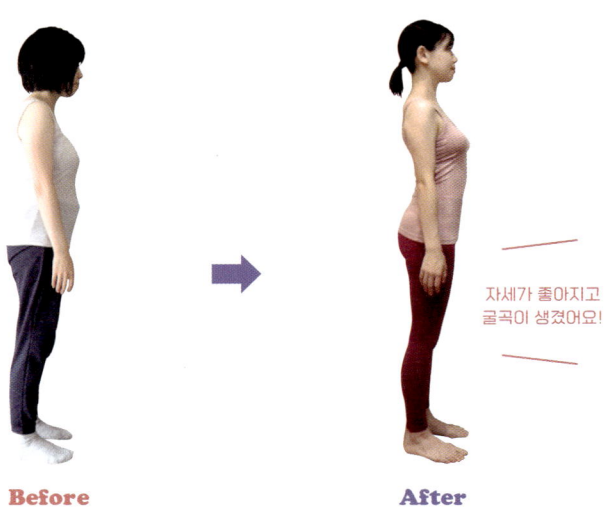

Before　　　　　　　　After

자세가 좋아지고 굴곡이 생겼어요!

신장 155cm	BEFORE	AFTER	성과
체중	49.0kg ➡	43.0kg	**-6.0kg**
체지방률	28.0% ➡	21.0%	**-7.0%**
허리	72.0cm ➡	64.0cm	**-8.0cm**
골반 주변	90.0cm ➡	85.0cm	**-5.0cm**

기간　약 6개월　　빈도　주 1~2회 70분 수업 + 매일 밤 15~30분

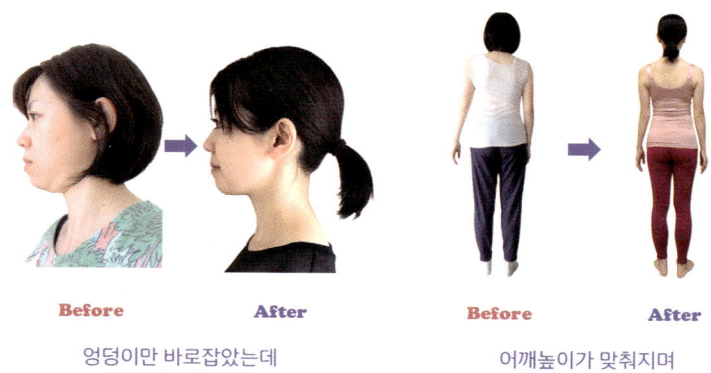

Before → After
엉덩이만 바로잡았는데
턱살이 빠졌어요.

Before → After
어깨높이가 맞춰지며
새우등이 펴졌어요.

둘째 출산 후 양발이 0.7cm나 차이 날 정도로 신체 불균형이 심했어요. 처음에는 근육이 경직되었는지 아무것도 따라 하지 못했습니다. 그렇게 고군분투하며 몸이 달라졌다고 느낀 때가 불과 1개월이 지난 어느 시점이었습니다. 사실 저는 20세 때 탈장을 경험했습니다. 그 영향으로 걸음걸이가 어색하다는 점이 고민이기도 했어요. 하지만 어느 순간 자연스럽게 걸을 수 있게 됐다는 사실을 눈치챘습니다. 그 후부터 체중 감량도 빨라졌습니다. 특히 놀란 부위는 턱이었어요. 늘 공룡처럼 목을 빼고 컴퓨터를 한 탓에 일자목이었거든요. 하지만 엉덩이 스트레칭으로 이중턱이 말끔히 사라졌습니다. 또 출산 전보다 몸매가 좋아진 것도 기쁜 변화였습니다. 물론 성격도 밝아지고 생각도 긍정적으로 바뀌었어요.

완벽한 핫바디!
출산 반년 만에 몸무게를 회복했어요!

Chami 씨 (30대·트레이너)

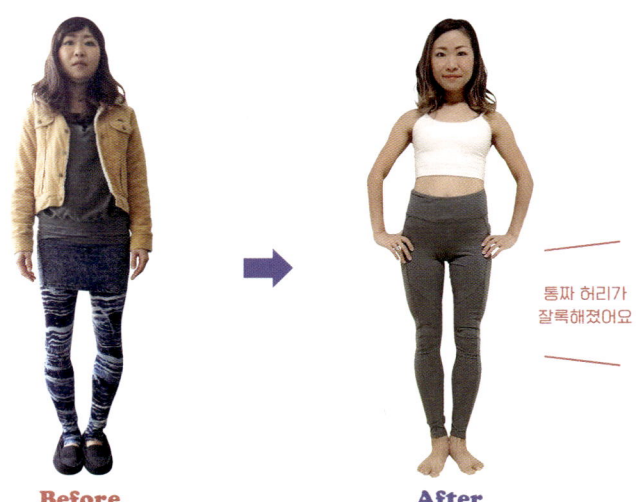

Before → After

통짜 허리가 잘록해졌어요

신장 159cm	BEFORE	AFTER	성과
체중	50.0kg ➡	43.0kg	**-7.0kg**
체지방률	25.0% ➡	19.0%	**-6.0%**

먹어도 찌지 않는 체질로 변화
무릎이 오므려지지 않는 O다리 개선 효과

기간 약 6개월   빈도 주 2회 70분 수업

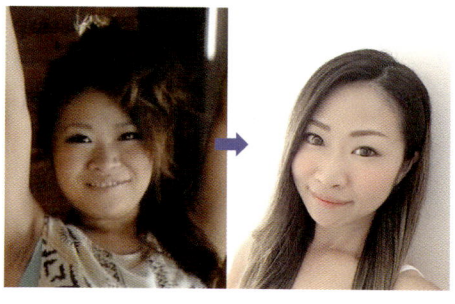

Before **After**

페이스라인이
몰라보게 갸름해졌어요.

　출산 후 체중이 17kg이나 더 쪘습니다. 정점을 찍은 몸무게는 최고 60kg. 수유와 식이요법으로 어떻게든 살을 뺐지만 왜인지 체질이 변해 먹으면 바로 살이 쪘어요. 뭐라도 해야겠다는 생각이 들어서 나오코 선생님의 수업을 듣기 시작했습니다. 지금까지 경험해왔던 운동들과는 달리 선생님의 수업은 동작을 제한한다는 점이 신선했습니다. 쓸데없는 동작을 생략하고 나니 명확한 효과가 드러났죠. 전신의 근육을 균형 있게 사용하고 있다는 느낌이 들었습니다. 제대로 된 운동법을 알고 나니 몸이 순식간에 달라졌어요. 50kg의 벽을 돌파해 정상체중에 도달했을 뿐 아니라 먹어도 찌지 않는 체질로 바뀐 것입니다! 눈으로 보이는 결과가 빠르고, 충분히 혼자 할 수 있습니다. 이것이 엉덩이 스트레칭의 최대 장점이 아닐까요.

튼실한 허벅지가
곧고 날씬한 다리로 변화했어요!

I 씨 (30대·트레이너)

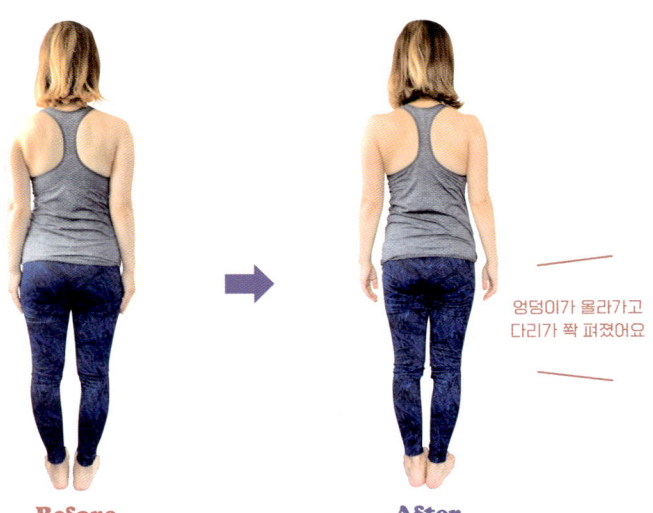

엉덩이가 올라가고
다리가 쫙 펴졌어요

Before → **After**

신장 152cm	BEFORE	AFTER	성과
체중	48.0kg →	46.0kg	**-2.0kg**
체지방률	29.0% →	23.0%	**-6.0%**

O다리 개선으로 하반신은 매끈하게!
근력 향상으로 피로감 없는 체질로 변화

기간 3개월   빈도 주 1회 70분 수업 + 매일 밤 5분

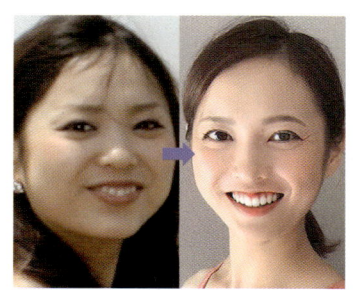

Before → **After**

지인들도 못 알아볼 만큼
인상이 달라졌어요.

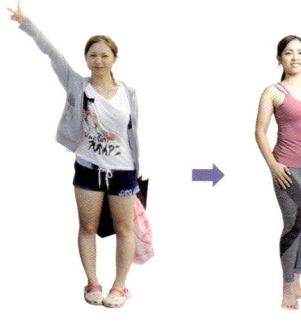

Before → **After**

12kg이나 뺐어요.
이젠 음식이 두렵지 않아요.

학창 시절에는 통통한 편이었어요. 식이요법이나 조깅, 헬스 등 다양한 다이어트를 해봤지만 매번 요요와 실패를 맛보았습니다. 임신 중에는 입덧으로 체중 40kg에 체지방률만 30%였고, 피로가 쉽게 쌓여 서 있기만 해도 금세 녹초가 되었어요. 심각한 O다리에 두꺼운 허벅지도 고민이었죠. 하지만 엉덩이 스트레칭을 만나고 더 큰 충격에 빠졌습니다. 제가 엉덩이나 허벅지 뒷근육을 전혀 쓰지 못한다는 사실을 알았으니까요. 나오코 선생님은 제 두꺼운 허벅지의 원인을 짚어주시며 이를 풀어주는 것이 중요하다고 하셨습니다. 효과를 경험한 시기는 1개월이 지날 무렵이었습니다. 변비 체질이라 3~4일에 한 번 화장실에 갔는데 어느 순간 매일 신호가 찾아왔습니다. 또 바라던 M사이즈 스커트도 마음껏 입을 수 있게 되었습니다. 이제는 혼자서도 몸이 보내는 경고를 알아차리고, 엉덩이를 관리할 수 있게 되어 참 기쁩니다.

뱃살이 쏙! 새우등이 펴지며 어깨결림이 사라졌어요!

G·Y 씨 (40대·주부)

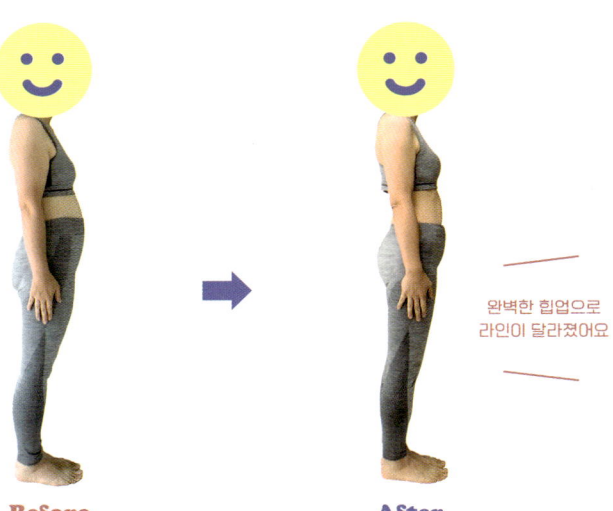

완벽한 힙업으로 라인이 달라졌어요

Before → After

신장 155cm	BEFORE	AFTER	성과
체중	49.0kg	43.0kg	**-6.0kg**
체지방률	28.0%	21.0%	**-7.0%**
허리	72.0cm	64.0cm	**-8.0cm**
골반 주변	90.0cm	85.0cm	**-5.0cm**

기간 약 6개월　**빈도** 주 1~2회 70분 수업 + 매일 밤 15분

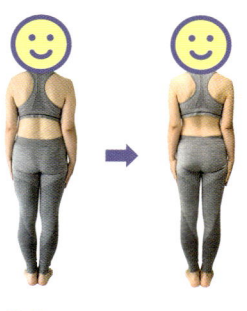

Before → After
등에 군살이 빠져
뒷모습에 자신감이 생겼어요.

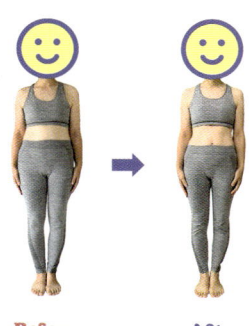

Before → After
타이트한 옷을
마음껏 입을 수 있을 것 같아요.

    저는 평소 살을 빼지 못해 늘 좌절을 반복했습니다. 그래서 둘째를 출산한 후 벌어진 골반을 조이고 싶어 무작정 나오코 선생님을 찾아갔어요. 수업을 시작할 무렵에는 심각한 어깨결림 증상도 겪고 있었습니다. 나오코 선생님은 건강 악화의 원인이 제 자세에 있다고 알려주셨어요. 등이 굽어 있으면 목이 앞으로 나오기 쉬운데 이 모두가 굳은 고관절이 문제를 일으킨다는 것이었습니다. 체형교정 수업을 듣는 처음 10회 정도는 몸이 따라주지 않아 답답했습니다. 하지만 점차 가능한 동작 횟수가 늘어나고, 균형 잡힌 자세를 취할 수 있었습니다. 그렇게 3개월이 지난 수업 종료 시점에는 허리둘레가 무려 10cm나 줄어 있었습니다. 새우등과 어깨결림도 말끔히 사라진 상태였어요. 이제 저는 수업이 끝난 후에도 슬림한 체형을 잘 유지하고 있습니다.

플러스 동작! 셀룰라이트 제로 마사지

셀룰라이트란 엉덩이나 허벅지가 울퉁불퉁해지는 피부 변화로 그 원인은 비대해진 지방세포에 있다. 지방이 비대해지면 주변의 혈관과 림프관을 압박하기 쉽다. 그러면 배출되어야 할 노폐물이 쌓여 혈액

Step 1
공이 없을 때는 엉덩이를 바닥에 붙이고
자신의 체중으로 압력을 가해 마사지한다.

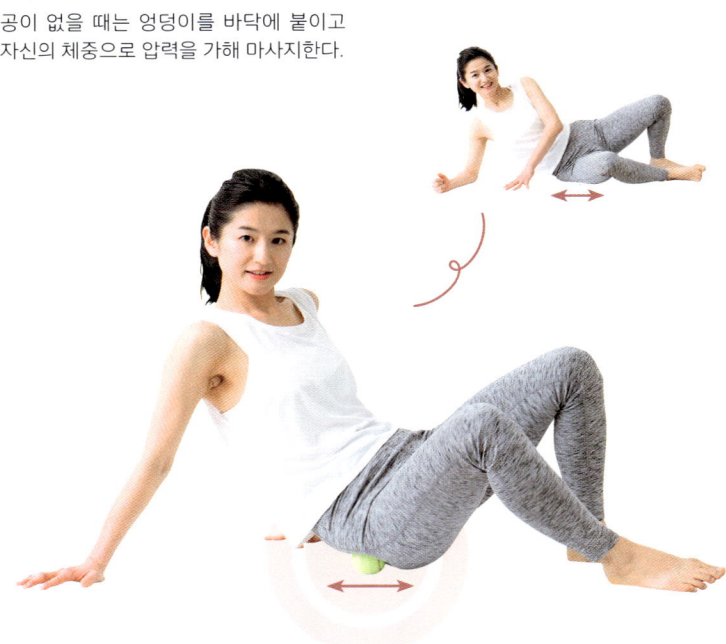

엉덩이 셀룰라이트 마사지
오른쪽 엉덩이 밑에 테니스공을 넣고 양손으로 바닥을 짚어 몸을 받친다. 몸을 상하로 흔들어 공을 굴리면서 마사지한다. 통증이 심하다면 시원한 느낌이 들 정도로만 진행한다. 반대쪽도 30초 후 같은 동작을 반복한다.

순환이 나빠지고 냉증이 악화된다. 그렇게 얼마 지나지 않아 오렌지 껍질처럼 울퉁불퉁한 피부가 완성되는 것이다.

셀룰라이트 자체는 엉덩이 스트레칭으로 해소할 수 없다. 또한 셀룰라이트가 있으면 엉덩이 스트레칭의 효과를 보기도 힘들다. 먼저 마사지를 통해 하나씩 시작해보자. 마사지는 목욕을 마친 후에 진행하기를 추천한다.

Step 2
무릎을 세우고 앉아 셀룰라이트가 신경 쓰이는 부위를 중심으로 주먹으로 문지르며 마사지한다.

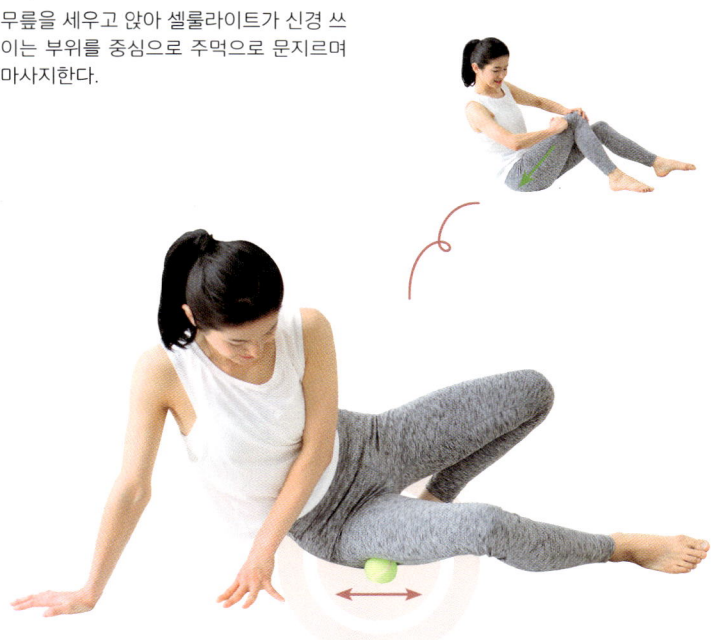

허벅지 셀룰라이트 마사지
오른쪽 허벅지 밑에 테니스공을 넣고 오른쪽 다리를 뻗는다. 양손을 바닥에 댄 상태로 몸을 상하로 흔들어 공을 굴린다. 살짝 아프면서도 시원한 부위를 찾아 30초간 진행한다. 반대쪽도 같은 동작을 반복한다.

내장이 젊어진다! 하루 30분, 쁘띠 단식

엉덩이 스트레칭과 함께 식사에 신경 쓰면 다이어트 속도가 빨라진다. 추천하는 것은 쁘띠 단식. 공복 시간을 늘려 젊음의 상징인 성장 호르몬을 분비시키는 식사 요법이다. 공복 시간에 위장을 쉬게 만들어 내장의 노화를 방지할 수도 있다.

며칠씩 계속 공복을 유지할 필요는 없다. 비결은 공복감을 느낀 시점부터 30분간 식사를 참는 것이다. 또 잘 씹어 먹으면 그만큼 소화에 도움이 되어 위장의 부담이 줄어든다.

비결 1

공복감을 느낀 후 30분간 먹지 않는다

성장호르몬은 어른에게도 젊음을 되찾아주는 고마운 내분비 물질. 공복 시간대는 성장호르몬의 분비를 돕는 최고의 조력자다. 공복감을 느낀 시점부터 30분간 음식 섭취를 참아보자. 단, 그 이상 공복을 유지하면 혈당치가 떨어질 수 있으니 오래 참지 않도록 한다.

비결 2

점심은 든든하게, 저녁은 간단하게

배가 부른 상태로 잠을 자면 수면 중에도 내장이 계속 일을 한다. 아침은 스무디나 샐러드를 먹고, 점심은 최대한 든든하게 챙기며, 저녁은 이른 시간에 해치운다.

비결 3

야금야금 자주 먹지 않는다

야금야금 자주 먹으면 위장이 쉴 틈이 없다. 집에 돌아오면 냉장고부터 열어보거나 특정 시간마다 먹는 습관을 그만둔다. 되도록 배가 고플 때만 먹도록 하자.

비결 4

탄수화물은 50~55%를 목표로 삼는다

영양분은 탄수화물의 50~55%, 단백질과 지방은 22.5~25%씩 섭취하기를 추천한다. 아침은 토스트, 점심은 라면, 저녁은 파스타처럼 탄수화물 위주의 세끼 식사는 피하도록 하자.

비결 5

한입에 30번씩 씹어 삼킨다

잘게 씹어 삼킬수록 위장의 부담은 줄어든다. 또 타액이 분비될수록 뇌의 만복 중추가 자극되어 배부름을 빠르게 느낄 수 있다.

비결 6

물을 자주 마신다

따뜻한 물을 마시면 교감신경이 자극되어 에너지 대사가 높아진다. 온수로 세탁을 하면 기름때가 잘 빠지는 원리다. 지방을 녹이지 못하는 찬물은 피하고 상온의 물이나 따뜻한 물을 마시도록 하자.

엉덩이 스트레칭 Q&A

Q. 사진과 똑같은 자세를 못 하겠어요.
A. 자극 부위가 같다면 자세가 달라도 괜찮아요.

특정 관절이 굳어 있거나 근육이 단단하면 똑같은 자세를 못 할 수도 있어요. '자극 포인트'라고 표시한 부위에 감각이 느껴진다면 다리 높이나 팔 위치는 신경 쓰지 않아도 괜찮습니다.

Q. 일주일에 며칠 정도 하면 되나요?
A. 한 동작이라도 매일 하는 것이 중요해요.

엉덩이 스트레칭은 근육을 손상시키는 운동이 아니니 매일 해도 괜찮아요. 엉덩이를 의식하는 기회가 늘어날수록 오히려 결과를 빨리 볼 수 있죠. 즐기면서 매일 하는 습관이 중요합니다.

Q. 어떤 동작을 취하면 좋을까요?
A. 기본 동작에 필요한 것을 추가해주세요.

기본 4가지 동작에는 엉덩이를 다방면에서 바로잡을 수 있는 방법이 담겨 있어요. 부분 감량이나 불균형 개선의 경우 98페이지 다음에 나오는 동작들을 조합해보길 추천해요.

Q. 스트레칭을 권하지 않을 때도 있나요?

A. 식후 30분 이내 혹은 통증이 있을 때는 피해주세요.

식사 후에는 몸이 소화·흡수하는 시간이니 안정을 취하는 것이 좋아요. 요통이나 어깨결림 등 통증이 심할 때도 보상 동작이 일어날 수 있어요. 휴식을 취하거나 동작의 강도를 약하게 조절해주시면 좋습니다.

Q. 효과가 없는 것 같은데요….

A. 동작 포인트를 다시 확인해보세요.

엉덩이 스트레칭의 효과를 보려면 근육을 늘리는 반대 방향으로 누르는 힘이 필요해요. 어쩌면 그 반대 힘이 부족할 수도 있어요. '무릎으로 바닥을 누른다'는 설명처럼 포인트를 의식하며 동작을 취해봅시다.

Q. '다른 일'을 하면서 해도 되나요?

A. 익숙해지면 '다른 일'과 함께 해도 좋아요.

힘주는 법이나 주의점을 알아야 더 좋은 효과를 볼 수 있으니 가능한 집중해서 동작을 취하기를 권해드려요. 물론 익숙해지면 다른 일과 함께 해도 괜찮습니다. TV를 보거나 아이를 재우는 시간 등에 말이죠.

chapter 4.

탱탱한 하체를 만드는 성공공식

막판
코어 운동
7

뭉치고 뻐근한 골반을 가볍고 부드럽게

앉아 걷는 백스텝

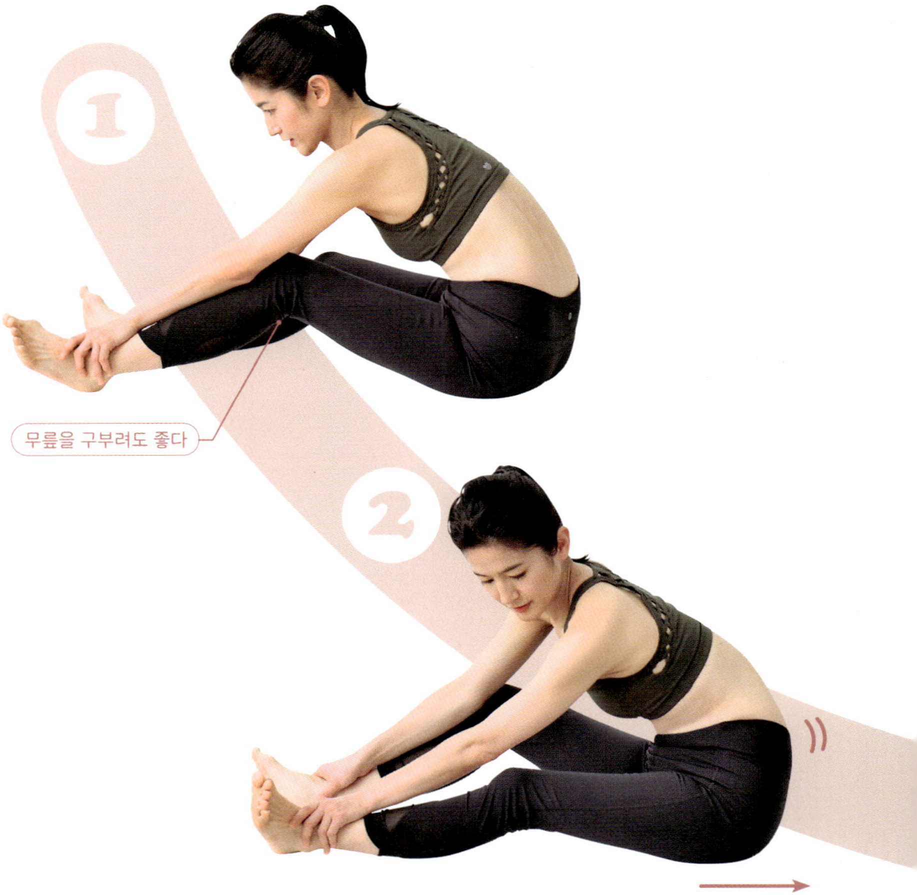

무릎을 구부려도 좋다

> 방법

양다리를 앞으로 뻗고 앉는다. 이때 무릎은 구부려도 좋다. 이어서 상체를 무리하지 않을 만큼만 숙여 엉덩이로 뒤로 걷기를 하듯이 조금씩 물러난다. ▶ **30초간**

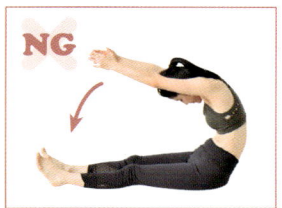

상체를 무리해서 숙이면 오히려 역효과가 난다.

상체를 앞으로 숙이는 이유는 골반을 쉽게 움직일 수 있어서다. 다리를 뻗고 앉은 상태에서 머리를 숙이면 골반이 뒤로 기울어 굳을 수 있다. 하지만 엉덩이로 뒤로 걷기를 하면 무리 없이 상체를 숙일 수 있다.

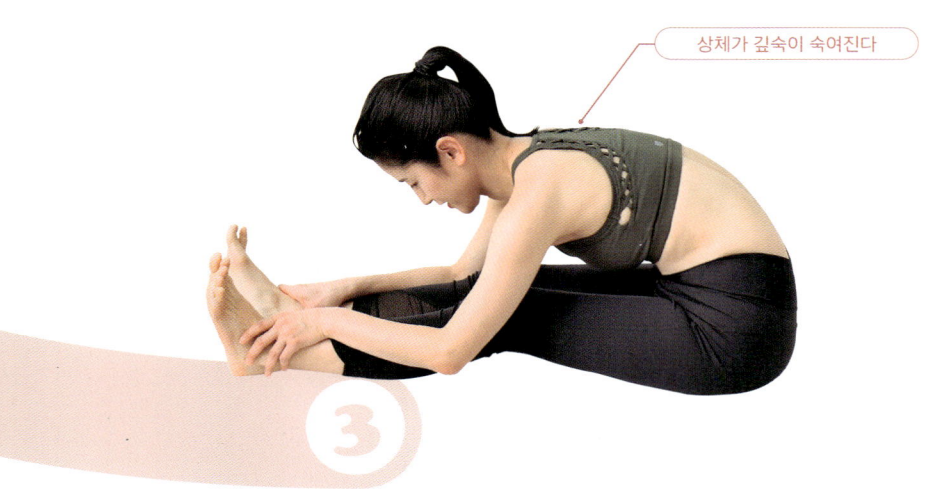

상체가 깊숙이 숙여진다

코어 B

11자 복근을 원한다면 다리를 활용하라

다리 초침 오가기

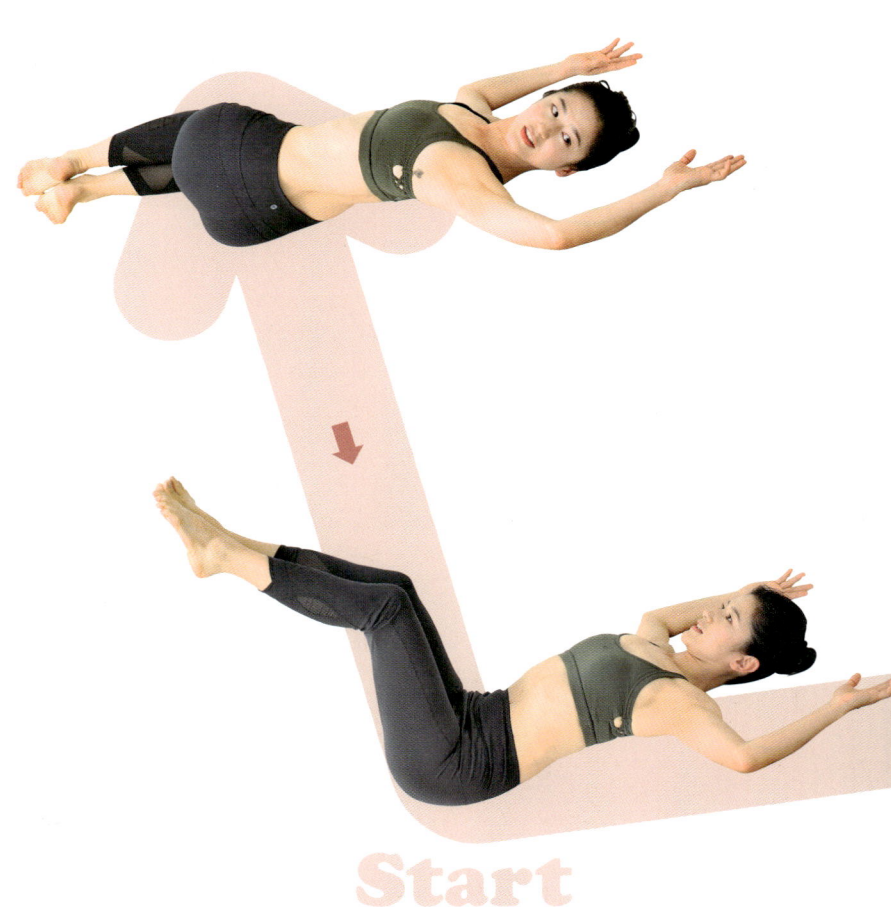

(방법)

위를 보고 눕는다. 팔은 팔꿈치를 접어 바닥에 대고 다리는 가볍게 무릎을 구부린다. 그 상태에서 천천히 무릎을 왼쪽으로 넘겼다가 다시 오른쪽으로 되돌아온다. 척추부터 움직인다는 생각으로 복부 힘을 최대한 활용한다. ▶ **좌우 왕복 10회**

다리를 고정해 상체를 일으키는 일반적인 복근 운동은 보상 동작이 일어나기 쉽고 겉근육에만 효과적이라는 단점이 있다. 척추부터 움직인다는 생각으로 배의 속근육을 자극한다.

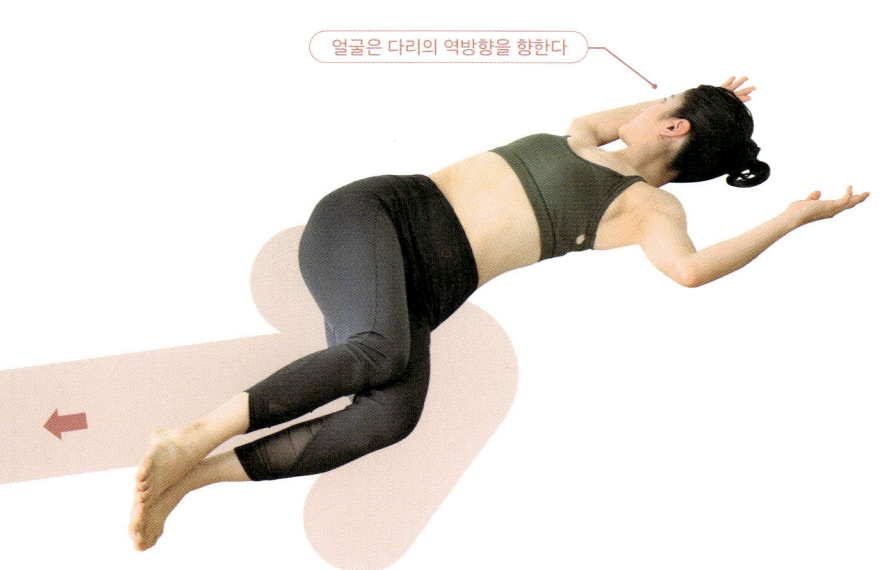

얼굴은 다리의 역방향을 향한다

코어 C

엉덩이만 붙여도 햄스트링은 늘어난다

스파이더 스쿼트

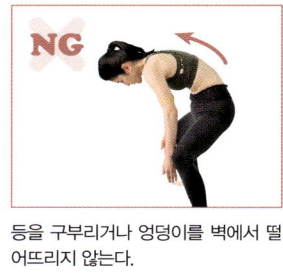

등을 구부리거나 엉덩이를 벽에서 떨어뜨리지 않는다.

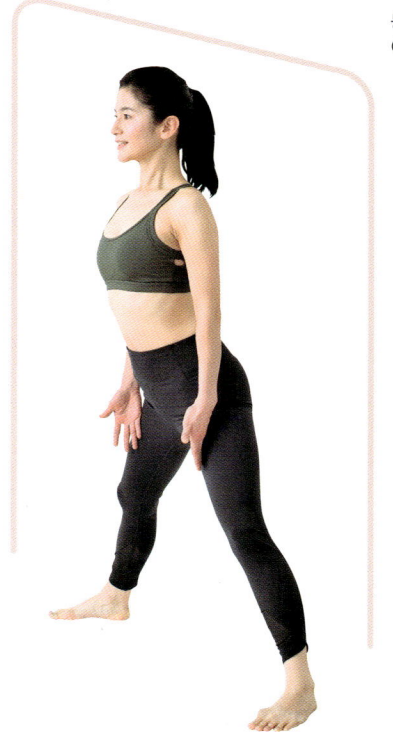

> 방법

벽 앞에 서서 다리를 크게 벌린 후, 엉덩이를 벽에 가져다 댄다. 천천히 무릎을 구부려 상체를 내리고, 다시 무릎을 펴 원래 자세로 되돌아온다. 벽에 체중을 분산시키는 것이 아니라 같은 힘으로 벽을 누른다고 의식하며 진행한다. ▶ **10회**

다리 운동에는 스쿼트가 가장 적합하지만, 허벅지 앞근육을 사용해버리기 쉽다. 하지만 엉덩이로 벽을 누르면서 스쿼트를 진행하면 자연스럽게 엉덩이나 허벅지 뒤, 복부의 힘을 사용할 수 있다.

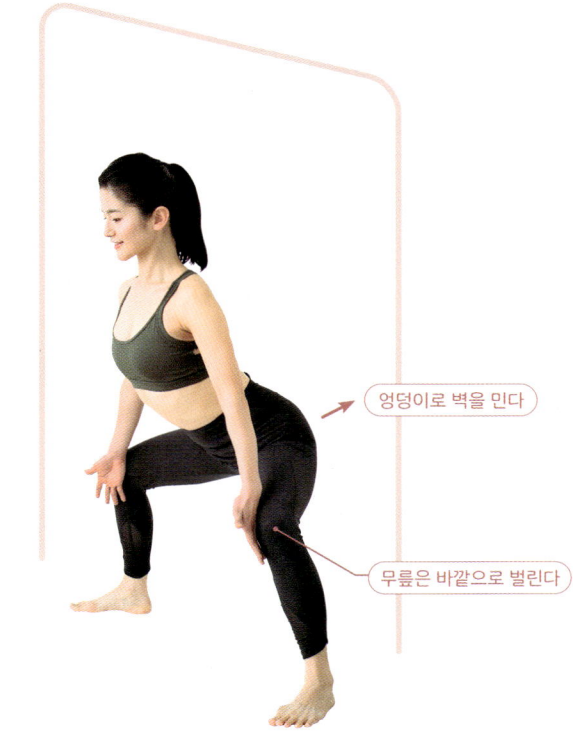

엉덩이로 벽을 민다

무릎은 바깥으로 벌린다

탱탱한 하체를 만드는 고관절 기준점 자세

투명 블록 넘기

고관절을 기준점 삼아 다리를 움직이는 트레이닝이다. 중심이 앞에 있으면 고관절을 움직이기 힘드니 벽의 도움을 받아 중심이 몸 중앙으로 올 수 있게 한다.

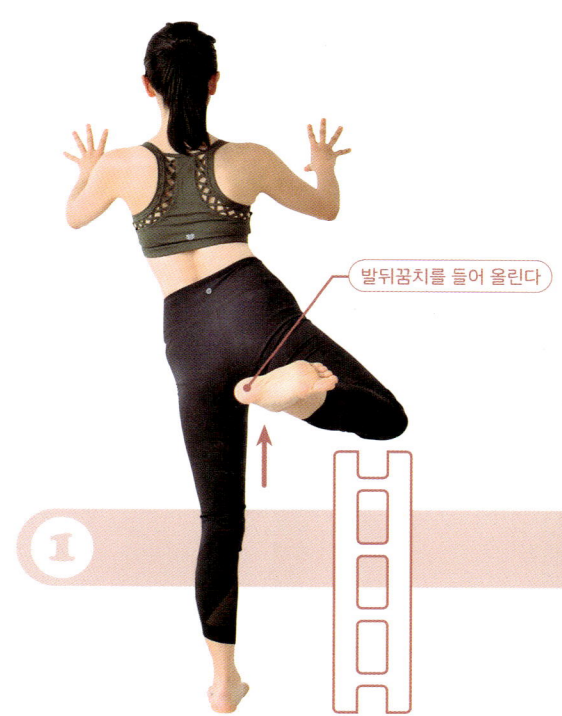

발뒤꿈치를 들어 올린다

(방법)

벽 앞에 서서 손을 짚은 후, 오른쪽 다리를 들어 무릎을 바깥으로 구부린다. 무릎의 높이는 낮아도 상관없으니 뒤꿈치를 확실히 들어 올린다. 블록을 넘어간다는 상상을 하며 발끝을 바깥으로 뺐다가 돌아오는 동작을 반복한다. 반대쪽도 같은 동작을 진행한다. ▶ **좌우 각 10회**

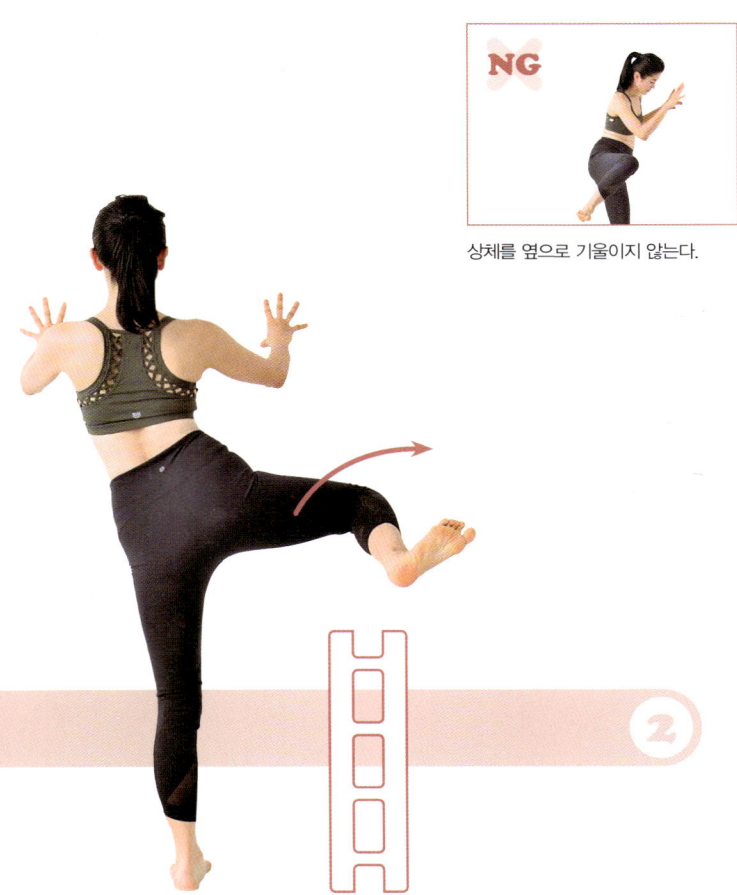

상체를 옆으로 기울이지 않는다.

발끝 포인으로 아랫배를 납작하게

인간 컴퍼스 그리기

복근을 비틀어 자극하면 아랫배가 들어가고 허리가 잘록해진다. 복부 전체가 조여지는 효과가 있다. 힙업 개선에도 도움이 된다.

(방법)

왼손으로 벽을 짚고 곧게 선다. 오른쪽 발끝을 뻗어 앞으로 톡, 오른쪽으로 톡, 뒤로 톡. 총 세 지점을 터치하며 발끝으로 원을 그린다. 반대쪽도 같은 동작을 반복한다. ▶**좌우 각 10회**

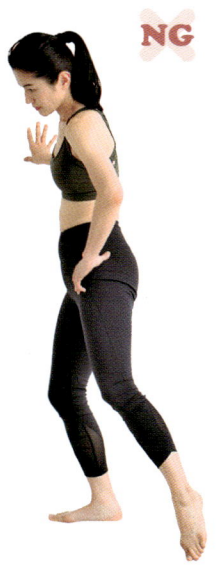

무릎을 구부리지 않는다.

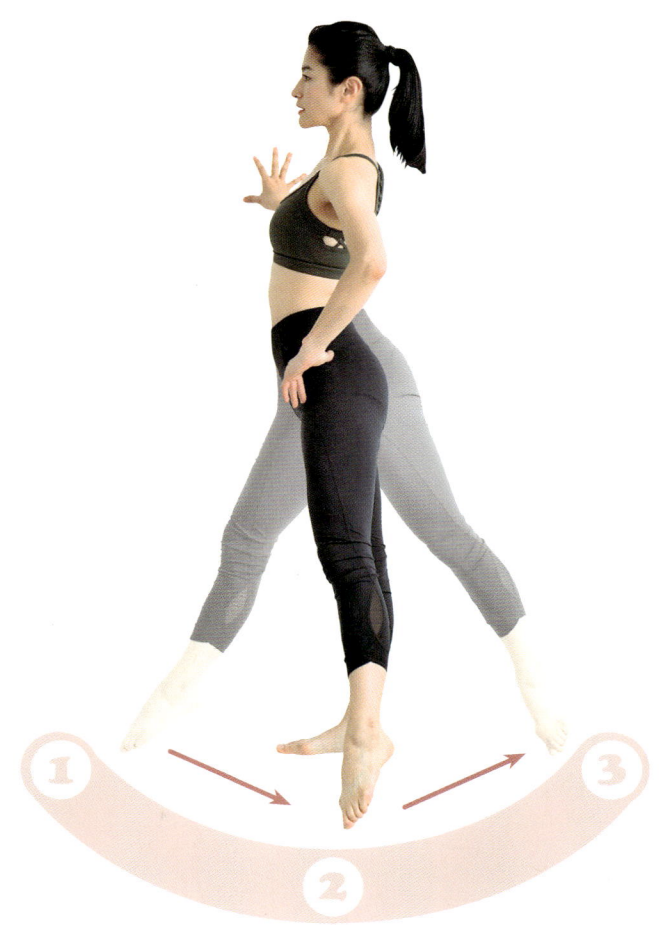

코어 F

골반만 잘 흔들어도 허리가 생긴다?

응용 밸리댄스

골반이 틀어지는 가장 큰 원인은 움직이지 않기 때문이다. 좌우로 엉덩이를 흔들어 틀어진 골반을 풀어준다. 옆구리를 자극할 수 있어 잘록한 허리에도 효과적이다.

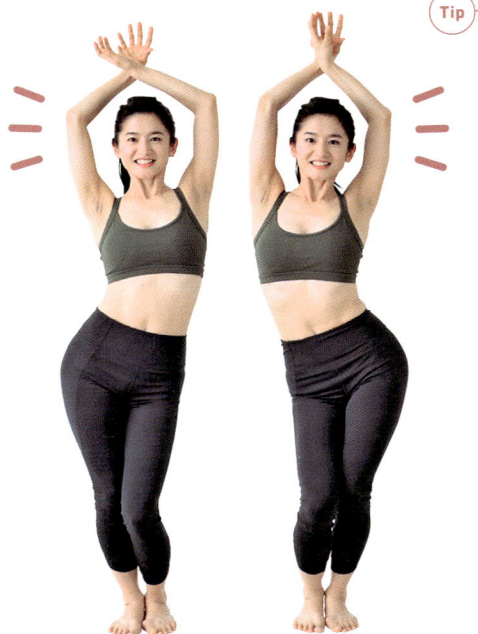

Tip
팔을 들어 올린 후 머리 위에서 교차하면 허리 주변에 힘이 들어간다. 축이 흔들리지 않도록 신경 쓰며 도전해보자.

(방법)

다리를 붙이고 곧게 선 후, 무릎을 가볍게 구부린다. 상반신을 그대로 고정한 채 이름 쓰기를 하듯이 엉덩이를 좌우로 천천히 흔든다. 손을 서혜부에 가져다 대면 허리의 움직임을 더 잘 느낄 수 있다 ▶ **30초간**

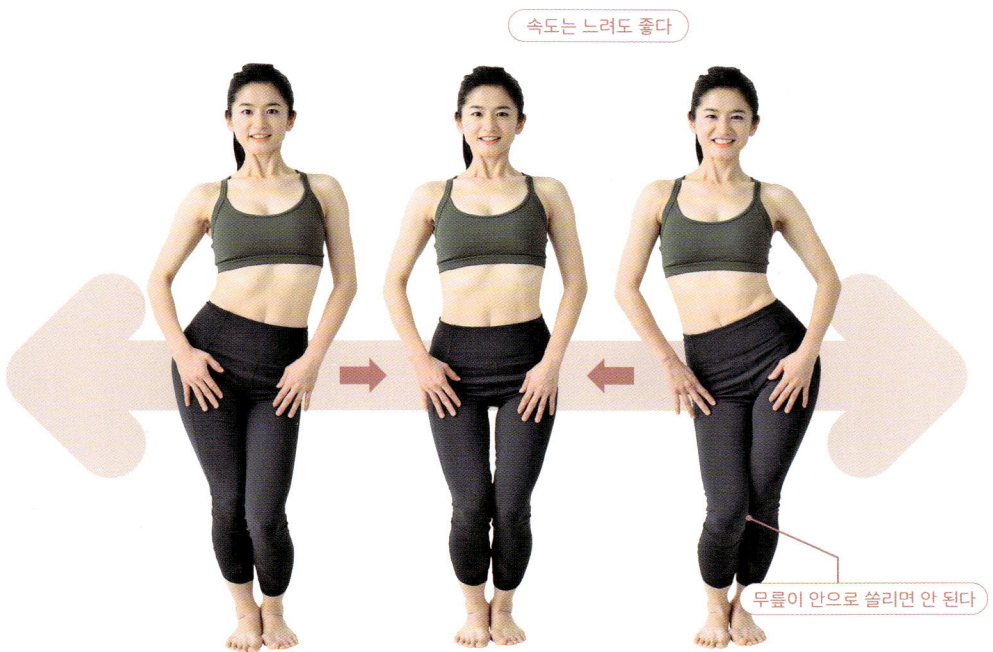

속도는 느려도 좋다

무릎이 안으로 쏠리면 안 된다

기본 포즈 하나로 하체의 군살을 없애자

골반 활 당기기

골반 움직임에 따라 척추가 움직이면 등이 날씬해진다. 틀어진 골반이 개선되고 요통도 예방할 수 있다.

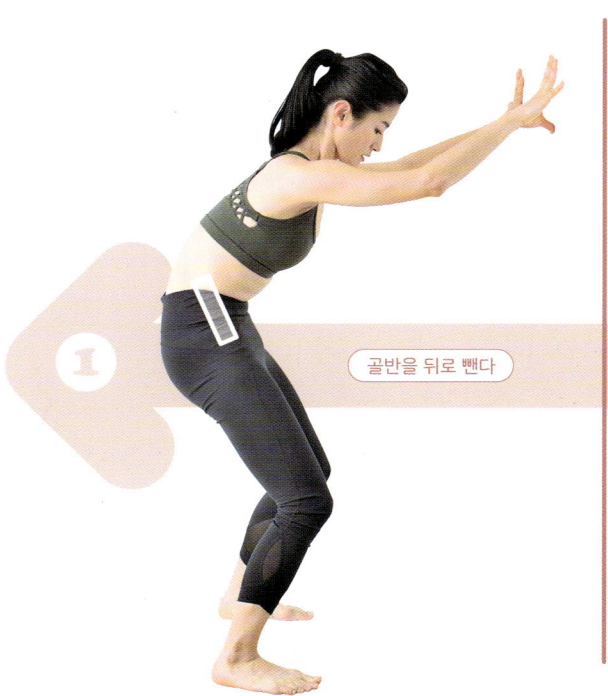

골반을 뒤로 뺀다

(방법)

벽 앞에 서서 무릎을 구부린 후, 상체를 앞으로 조금 기울인다. 손으로 벽을 짚되 체중은 싣지 않고 손과 벽이 반발하는 느낌을 유지한다. 그 상태에서 골반을 앞으로 밀어 등을 젖히고, 골반을 뒤로 빼 등을 말아준다.

▶ **각 30초간**

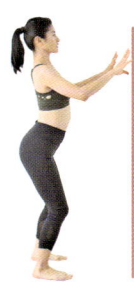

상체를 곧게 세운다
골반이 굳으면 몸이 앞으로 기울어 보상 동작이 일어나기 쉽다. 처음에는 상체를 곧게 세운 상태로 허리를 움직여도 괜찮다.

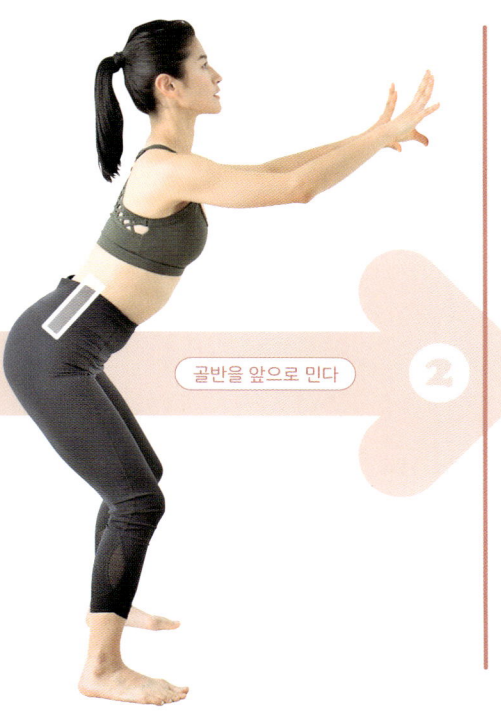

골반을 앞으로 민다

epilogue
인생을 바꾸고 싶다면 엉덩이부터 바꿔라

'된다'에 집중하면 '횟수'가 늘고 '자신감'이 붙습니다. 이 책의 출판일은 우연히도 저의 42번째 생일입니다. 마치 열심히 달려온 저를 위한 선물인 것만 같습니다.

"평생 할 수 있는 운동이네요", "병원에 갈 일이 없어졌어요". 헤아릴 수 없이 많은 수강생에게 이런 분에 넘치는 칭찬을 들었습니다. 그래서 마음만 먹으면 할 수 있다는 소중한 '정신'과 자신의 몸은 스스로 고칠 수 있다는 '기쁨'을 전하고자 책을 집필하게 되었습니다.

이 엉덩이 스트레칭은 제가 직접 고안한 것으로 혼자 신체 교정과 몸매 관리를 동시에 할 수 있는 운동법입니다. 몇 가지 동작만으로 고민의 원인을 파악하고, 뇌 기능을 활용해 스스로 해결 방법을 찾게 하는 원리입니다. 물론 다이어트뿐 아니라 신체 불균형과 통증, 다양한 질환 개선이 목적인 분도 계시겠죠. 어떤 문제든지 간에 그에 맞는 교정법이 준비되어 있습니다.

단 1%라도 좋으니 '된다'에 집중해주세요. 그러면 '성공' 횟수가 늘어나고 해냈다는 '자신감'이 붙습니다. 인생을 얼마큼 즐길 수 있을지는 바로 신체 건강에 달려 있습니다. 그리고 신체 건강은 반드시 마음의 건강으로 이어집니다. 가끔 우울감에 빠지거나 불안해져도 괜찮습니다. 저도 마찬가지니까요. 그러니 아픈 자리를 털고 일어나 밝은 인생을 보낼 수 있기를 바랍니다.

혼자서는 무언가를 해내기 힘들었던 처음이 있었기에, 주변 사람의 도움을 받는 것이 얼마나 소중한지를 새삼 깨달았습니다. 이 책을 읽고 계신 한국의 독자 여러분과 책을 만드는 데 도움을 주신 분들께 깊은 감사를 전합니다.

옮긴이 전지혜

대학에서 이공계열을 전공, 일본에서 유학한 후 일본계 전자회사에서 일하면서 익힌 전문적인 내용을 바탕으로 번역 일을 시작했다. 2014년부터 본격적으로 프리랜서 번역가로 전향해 활동하고 있으며 현재 다수의 산업 번역과 함께 수많은 출판 번역을 함께 진행하며 엔터스코리아에서 일본어 번역가로 활동 중이다.

옮긴 책으로는 《체력 5% 생존 트레이닝》, 《세상에서 가장 맛있는 커피를 내리는 방법》, 《S라인 다이어트》, 《혈압을 낮추는 최강의 방법》, 《뱃살만 뺀다》 등이 있다.

기적의 복숭아 엉덩이 스트레칭

2022년 8월 10일 초판 1쇄 발행

지은이 나오코 **옮긴이** 전지혜
펴낸이 박시형, 최세현

책임편집 윤정원 **디자인** 임동렬
마케팅 양봉호, 양근모, 권금숙, 이주형 **온라인마케팅** 신하은, 정문희, 현나래
디지털콘텐츠 김명래, 최은정, 김혜정 **해외기획** 우정민, 배혜림
경영지원 홍성택, 이진영, 임지윤, 김현우, 강신우
펴낸곳 (주)쌤앤파커스 **출판신고** 2006년 9월 25일 제406-2006-000210호
주소 서울시 마포구 월드컵북로 396 누리꿈스퀘어 비즈니스타워 18층
전화 02-6712-9800 **팩스** 02-6712-9810 **이메일** info@smpk.kr

ⓒ 나오코 (저작권자와 맺은 특약에 따라 검인을 생략합니다)
ISBN 979-11-6534-570-9 (13510)

- 이 책은 저작권법에 따라 보호받는 저작물이므로 무단전재와 무단복제를 금지하며, 이 책 내용의 전부 또는 일부를 이용하려면 반드시 저작권자와 (주)쌤앤파커스의 서면동의를 받아야 합니다.
- 잘못된 책은 구입하신 서점에서 바꿔드립니다.
- 책값은 뒤표지에 있습니다.

쌤앤파커스(Sam&Parkers)는 독자 여러분의 책에 관한 아이디어와 원고 투고를 설레는 마음으로 기다리고 있습니다. 책으로 엮기를 원하는 아이디어가 있으신 분은 이메일 book@smpk.kr로 간단한 개요와 취지, 연락처 등을 보내주세요. 머뭇거리지 말고 문을 두드리세요. 길이 열립니다.